Kaouther Maatallah
Mariem Hfaïdh

Afectación del pie en la gonartrosis

Kaouther Maatallah
Mariem Hfaïdh

Afectación del pie en la gonartrosis

ScienciaScripts

Imprint
Any brand names and product names mentioned in this book are subject to trademark, brand or patent protection and are trademarks or registered trademarks of their respective holders. The use of brand names, product names, common names, trade names, product descriptions etc. even without a particular marking in this work is in no way to be construed to mean that such names may be regarded as unrestricted in respect of trademark and brand protection legislation and could thus be used by anyone.

Cover image: www.ingimage.com

This book is a translation from the original published under ISBN 978-3-8416-1926-6.

Publisher:
Sciencia Scripts
is a trademark of
Dodo Books Indian Ocean Ltd., member of the OmniScriptum S.R.L Publishing group
str. A.Russo 15, of. 61, Chisinau-2068, Republic of Moldova Europe
Printed at: see last page
ISBN: 978-620-4-11653-2

LISTA DE ABREVIATURAS

VAS: Escala visual analógica

GFT **:** Gonartrosis Femerotibial

FPI: Índice de postura del pie

FDGT: Flexión dorsal con la rodilla extendida

FDGF: flexión dorsal de la rodilla

FP: Flexión Plantar

FD: Flexión dorsal

TS: Tríceps sural

ÍNDICE DE CONTENIDOS

INTRODUCCIÓN

La gonartrosis es la artrosis más frecuente de los miembros inferiores. En Túnez, su prevalencia es del 49,2% en personas mayores de 60 años y del 52% en mayores de 75 años [1]. Es responsable de una reducción progresiva de las actividades cotidianas y de una restricción de la participación en la vida social, lo que conduce a medio o largo plazo a una pérdida de autonomía en los ancianos [2]. La gonartrosis puede deberse en parte a una carga excesiva sobre el cartílago articular [3]. Al caminar, Maquet ha demostrado que la fuerza aplicada a cada rodilla es de cinco a seis veces el peso del cuerpo [4]. Cualquier deformación varum o valgum desplaza el eje mecánico hacia dentro o hacia fuera, lo que provoca una sobrecarga que favorece la artrosis del compartimento correspondiente. También puede afectar a las articulaciones suprayacentes y subyacentes.

El pie es la articulación terminal de la cadena cinética inferior que se opone a la resistencia externa. Una cinética correcta en el pie y el tobillo influye en la capacidad del miembro inferior para atenuar las fuerzas externas. Desde hace tiempo se considera que la postura del pie influye en la alineación mecánica y la función dinámica de la extremidad inferior y, por tanto, puede estar relacionada con el desarrollo de trastornos musculoesqueléticos de la extremidad inferior [5]. Varios estudios recientes han llamado la atención sobre los beneficios potenciales de las ortesis de pie en la reducción de las cargas de la rodilla, especialmente en la aducción de la misma [6,7]. Por lo tanto, la evaluación de las características del pie de las personas con gonartrosis puede hacer avanzar nuestra comprensión del papel potencial del pie en la alineación y la función de las extremidades inferiores.

Por lo tanto, es necesario comprender mejor la estructura del pie en los pacientes con gonartrosis. Pocos estudios han abordado esta cuestión. El objetivo del presente estudio fue determinar las características morfoestáticas de los pies en pacientes con OA.

MÉTODOS

1. CARACTERÍSTICAS DEL ESTUDIO :

Se trata de un estudio transversal y descriptivo realizado en el servicio de reumatología del Instituto de Ortopedia Mohamed Kassab durante un periodo de 3 meses (enero - marzo de 2019) en 60 pacientes con gonartrosis femorotibial (GFT).

Los datos se recogieron mediante un formulario (Apéndice 1).

2. PACIENTES :

2.1. CRITERIOS DE INCLUSIÓN :

Se incluyeron pacientes con gonartrosis tibiofemoral que cumplían los criterios del American College of Rheumatology (ACR) (Apéndice 2)

2.2. CRITERIOS DE NO INCLUSIÓN :

Pacientes con gonartrosis secundaria a una patología inflamatoria o microcristalina (artritis reumatoide, espondiloartritis, condrocalcinosis, gota...)

Pacientes que hayan sido operados de la extremidad inferior en estudio (prótesis de cadera o rodilla) y aquellos con antecedentes de fractura o traumatismo en el pie o tobillo

Pacientes con daños neurológicos que puedan afectar a la marcha (antecedentes de ictus con secuelas neurológicas) Pacientes con neuropatía de los miembros inferiores.

La presencia de una gonartrosis muy avanzada (estadio 4).

2.3. CRITERIOS DE EXCLUSIÓN :

Pacientes con problemas de audición o comprensión que impiden responder a las preguntas

3. MÉTODO :

3.1. RECOGIDA DE DATOS :

Características sociodemográficas: edad, sexo

Nivel de educación: primaria, secundaria o superior

Actividad física

Historial gineco-obstétrico en mujeres, especialmente la edad de la menopausia.

Datos antropométricos: el Índice de Masa Corporal (IMC) se calcula de la siguiente manera [8]: IMC=peso (Kg)/[Altura(m)]^2. Es normal si está entre 19 y 25, corresponde a sobrepeso moderado (25 -30), corresponde a obesidad franca si es > 30. Por encima de los 40 se define la obesidad mórbida.

3.2. EVALUACIÓN CLÍNICA Y RADIOGRÁFICA DE LA GONARTROSIS :

Incluía la recogida de los siguientes datos para cada paciente:

3.2.1. EVALUACIÓN CLÍNICA :

3.2.1.1. Características de la gonalgia :

Las características de la gonalgia se determinaron especificando:

- su antigüedad,

- su topografía y si irradian o no

- su intensidad mediante la EVA (escala analógica visual): La EVA es una línea horizontal de 100 milímetros, orientada de izquierda a derecha. El extremo izquierdo de la línea se define como "ningún dolor" y el extremo derecho como "el máximo dolor imaginable". El paciente responde mostrando el nivel de dolor que siente en la línea. Se utilizó la EAV para evaluar la dimensión de la intensidad de la gonalgia.

Su impacto funcional: evaluado por el índice algo-funcional de Lequesne. Incluye preguntas para calificar el dolor, la distancia máxima de marcha y las dificultades en la vida diaria. El cuestionario se traduce al árabe y el resultado se evalúa según una puntuación de [9]: la desventaja es modesta si el número de puntos está entre 0 y 4, media (5-7 puntos), importante (8-10 puntos), muy importante (11-13 puntos) y es insoportable si >14 puntos.

3.2.1.2. Examen físico de las rodillas :

De los 60 pacientes, se evaluaron 108 miembros gonartríticos.

3.2.1.2.1. Examen de las rodillas en descarga: 3.2.1.2.1.1. Evaluación conjunta :

Se realizó una evaluación de la flexión/extensión de la articulación de la rodilla. El valor de referencia para la flexión varía entre 110° y 120°. El valor de referencia para la extensión es 0° [10].

3.2.1.2.1.2. Evaluación muscular (Apéndice 3) :

<u>Estudio de la fuerza muscular: Basándose</u> en la clasificación del Consejo de Investigación Médica de 0 a 5 [10], se evaluó la motricidad voluntaria de los cuádriceps y los isquiotibiales.

*Estudio de la <u>extensibilidad muscular:</u> se evaluaron

Extensibilidad de los isquiotibiales: mediante la medición del ángulo poplíteo: El sujeto está en posición supina. Desde una posición de partida en la que la cadera y la rodilla están flexionadas a 90°, aplicamos una extensión pasiva de la rodilla para medir el ángulo poplíteo con un goniómetro, el valor de referencia es de 20° [11].

- *La extensibilidad del recto abdominal se* evaluó midiendo la distancia entre el talón y la nalga tras flexionar la pierna sobre el muslo, con el sujeto en posición prona. Se dice que el músculo está retraído si esta distancia es superior a 5 cm [11].

- *Extensibilidad del Tricepssural*: mediante la medición de la flexión dorsal del pie con la rodilla extendida: El sujeto se encuentra en posición de decúbito dorsal, con el miembro a prueba extendido, el eje del goniómetro colocado por debajo del maleolo lateral, el miembro fijo paralelo al peroné y el miembro móvil frente a la cara externa del calcáneo. El paciente realiza una flexión dorsal del tobillo [11].

3.2.1.2.2.　　　Examen de las rodillas bajo carga :

3.2.1.2.2.2.　La medición de las desviaciones axiales en el plano frontal :

En condiciones fisiológicas, los tres centros articulares de la cadera, la rodilla y el tobillo están alineados en el eje mecánico del miembro inferior [12].

La desalineación de la rodilla en el plano frontal da :

Genu Valgum: si la pierna está desviada hacia fuera del eje del miembro inferior y la rodilla sobresale hacia dentro [12].

- Un Genu Varum: si la pierna está desviada hacia dentro del eje del miembro inferior y la rodilla sobresale hacia fuera [12].

3.2.1.2.2.3.　Medición de las desviaciones axiales en el plano sagital :

- Genu Flexum: se trata de una actitud de la articulación de la rodilla que no puede alcanzar la extensión completa y, por tanto, permanece en flexión [12].

- Genu Recurvatum: Se define como un aumento del ángulo sagital fémoro-tibial de más de 180°, que provoca una subluxación de la articulación [12].

3.2.1.3. EVALUACIÓN RADIOGRÁFICA :

A todos los pacientes se les realizaron radiografías frontales de las rodillas. Utilizamos la clasificación radiográfica de Kellgren y Lawrence para evaluar el estadio de la gonartrosis.

La puntuación de Kellgren y Lawrence es un índice compuesto que tiene en cuenta tanto los osteofitos como el estrechamiento del espacio articular [13]. Consta de 5 etapas [13] (Anexo 4).

3.2.2. EVALUACIÓN DE LAS LESIONES DEL PIE EN LA GONARTROSIS:

3.2.2.1. Características del dolor de pies:

Se investigó el dolor de pies y se estudiaron sus características: su duración, su topografía y su intensidad utilizando el dolor VAS

3.2.2.2. Examen físico de los pies :

3.2.2.2.1. Evaluación del tegumento :

Este examen se realizó para buscar zonas de hiperqueratosis, callos y durezas y para evaluar la calidad de la almohadilla plantar.

3.2.2.2.2. Balance de la deformación :

3.2.2.2.2.2. Deformación de los dedos del pie

* Garras de los pies:

En contraste con el clavado fisiológico y transitorio normal del dedo durante la pisada, la garra del dedo corresponde a una deformación permanente en el plano sagital responsable de los callos y de los síntomas dolorosos debidos al conflicto con el zapato [14].

Hallux valgus :

El hallux valgus es una desviación lateral del dedo gordo, que corresponde a un ángulo metatarsofalángico superior a 10° [15].

El Quintus varus :

El quintus varo se caracteriza por la desviación lateral del quinto metatarsiano y la desviación medial de la primera falange del quinto dedo [16].

<u>Dedos de los pies superpuestos</u>:

Se trata de una desviación del eje normal de un dedo del pie que viene a apoyarse sobre o bajo el dedo vecino [16].

3.2.2.2.2.3. Forma del arco interior :

Observamos por inspección la estructura del arco interno, si era plano, hueco o fisiológico.

3.2.2.2.2.4. Medición del ángulo calcaneo-hamstring :

Para determinar la posición neutra del calcáneo bajo carga, se midió el ángulo entre la bisectriz del calcáneo y el plano vertical mientras se mantenía la articulación subastragalina en posición neutra [17]. El valor de referencia para el valgo fisiológico es de 0-5° [17]. (Anexo 5)

3.2.2.2.2.5. Índice de postura del pie (FPI):

El índice de postura del pie es una medida específica del pie que se desarrolló para cuantificar fácil y rápidamente la variación de la posición del pie en relación con el eje subtalar en el entorno clínico [18]. Permite clasificar cada pie como neutro, supinado o pronado. El paciente se coloca en posición de pie. Esta prueba consiste en evaluar los valores obtenidos de 6 criterios clínicos [18]: Posición de la cabeza del astrágalo, evaluación de las curvaturas supra e inframaleolares, evaluación del eje calcáneo-hamético, evaluación de la protuberancia medial del pie en la articulación talo-navicular, evaluación de la altura del hueso navicular en relación con el suelo y aducción/abducción del antepié en relación con el retropié. Se utilizó una escala numérica para puntuar cada uno de estos criterios: neutro (0), supinación (-1/-2) y pronación (+1/+2). Se utilizó un valor final para clasificar cada pie: pie normal (0 a +5), supinación (-1 a -4) o supinación severa (-5 a -12) y pronación (+6 a +9) o pronación severa (+10 a +12). (anexo 6)

3.2.2.2.2.6. Prueba de altura y caída del ombligo :

Esta prueba es un medio para medir la pronación del pie [19]. El examinador marca el tubérculo del navicular con un lápiz dermográfico. A continuación, el examinador registra la diferencia de altura entre el primer marcador cuando el sujeto está sentado, con el pie en contacto con el suelo pero sin apoyo (la articulación subastragalina mantenida en posición neutra por el examinador) y cuando el sujeto está de pie, en apoyo monopodal, relajado. El resultado de esta diferencia fue la caída del navicular [20]. Un valor inferior a 8 mm es normal, mientras que un valor superior a 10 mm se considera anormal [17] e indica una pronación excesiva del pie. (Anexo 7)

3.2.2.2.3. Movilidad articular :

La evaluación conjunta incluía:

3.2.2.2.3.2. Examen de las articulaciones tibio-tarsianas:

En descarga: La amplitud articular varía entre 20° y 30° para la flexión dorsal con la rodilla flexionada y al menos 10° cuando la rodilla está extendida. La flexión plantar es de 40° a 50° [21].

Bajo carga: mediante la prueba de embestida con peso:

Esta prueba se utiliza para evaluar la dorsiflexión del tobillo. Se realizó utilizando el principio de rodilla a pared según el método descrito por Vicenzino et al en 2006 [22]. El paciente se coloca en posición de pie, de cara a la pared. El pie examinado es paralelo a una cinta métrica fijada en el suelo en el segundo dedo del pie que pasa por el centro del talón. Para evitar cualquier problema de desequilibrio, el miembro opuesto se coloca un pie por detrás del pie que se va a evaluar y las manos se colocan con las palmas hacia arriba contra la pared. Se le pide al paciente que realice una zancada hacia delante doblando la rodilla para obtener el contacto entre la pared y la parte delantera de la rodilla mientras mantiene el talón plantado en el suelo. Cada sujeto realiza un total de 6 ensayos en cada extremidad. Cada vez, la posición del pie se incrementa en 1 cm hasta que el talón ya no puede mantener el contacto con el suelo.

La distancia máxima de la embestida se define como la distancia del dedo gordo del pie a la pared, basándose en la mayor distancia del pie con el talón plantado en el suelo mientras se mantiene la rodilla en contacto con la pared [23]. (Anexo 8)

3.2.2.2.3.3. El Hallux metatarsofalángico :

En descarga: La amplitud articular de referencia es de 65° para la flexión dorsal y de 30° para la flexión plantar [21].

Bajo carga: La amplitud de movimiento se clasifica como limitada si el valor es inferior a 30° y normal si es superior a 30° [21].

3.2.2.2.4. Evaluación muscular :

Las pruebas musculares se basan en la clasificación 0-5 del Consejo de Investigación Médica [10]. Se evaluaron las habilidades motoras voluntarias de los siguientes grupos musculares: Tibial anterior/ Tríceps sural/ Tibial posterior/ Fibularis longus/ Fibularis brevis/ Flexores de los dedos/ Extensores de los dedos.

3.2.2.2.5. Análisis de la huella:

Los pies se evaluaron con un podoscopio de luz tangencial para detectar trastornos estáticos (pies huecos o planos). La huella de cada paciente se tomó en el mismo lugar, con el mismo dispositivo y en condiciones similares.

Se pidió al paciente que permaneciera inmóvil en posición anatómica durante 30 segundos mirando al frente antes de tomar la impresión podoscópica.

La huella normal es armoniosa. Está formado por el talón con forma ovoide, las cabezas de los metatarsos y el istmo que une ambos. El istmo ocupa un tercio de la anchura del pie.

El pie hueco se define por el estrechamiento o la desaparición del istmo. Por el contrario, el pie plano se describe por un agrandamiento del istmo [24,25]. (Anexo 9)

3.3. ANÁLISIS DE DATOS :

Todos los cálculos se realizaron con el Statistical Package for Social Siences (SPSS) versión 18.1.

3.3.1. Estudio descriptivo

Se calcularon las frecuencias simples y las frecuencias relativas (porcentajes) para las variables cualitativas y las medias, las desviaciones estándar (DE) y el rango (valores extremos = mínimo y máximo) para las variables cuantitativas, esta evaluación se hizo en términos de pacientes para los datos de la entrevista y en términos de miembros de la gonartrosis para los datos del examen físico.

3.3.2. Estudio analítico

El estudio analítico se llevó a cabo en el número total de miembros de la gonarhtrosis.

La comparación de las variables cuantitativas se realizó mediante la prueba de Chi 2. Se utilizó la corrección de Yates si alguna de las cuatro celdas tenía un recuento de pacientes >3 y <5 y la prueba de Fisher si alguna de las cuatro celdas tenía un recuento de pacientes <2.

El estudio de la asociación entre una variable cualitativa y una variable cuantitativa se realizó mediante la prueba t de Student.

El estudio de la asociación entre dos variables cuantitativas se realizó mediante el coeficiente de correlación de Pearson (r).

Se retuvo una correlación significativa si $p<0,05$ para todas las pruebas estadísticas.

3.4. BIOLIOGRAFÍA :

Se utilizaron las bases de datos electrónicas PubMed y Science direct para seleccionar los artículos de interés utilizando las siguientes palabras clave: knees, osteoarthritis, foot, metatarsalgia, talalgia, static disorders, alignment, deformities, lower limbs y sus corolarios en inglés.

La búsqueda se complementó con una búsqueda manual de artículos utilizando las referencias de los estudios más interesantes.

3.5. ÉTICA :

Nuestros pacientes fueron informados de antemano del propósito del estudio y consintieron el uso de sus datos clínicos y para-clínicos para este estudio.

3.6. CONFLICTO DE INTERESES :

Declaramos que no tenemos ningún conflicto de intereses con este trabajo.

RESULTADOS

1 ESTUDIO DESCRIPTIVO

En este estudio se incluyeron 60 adultos con gonartrosis.

1.1 DATOS SOCIODEMOGRÁFICOS

1.1.1. Edad :

La edad media era de 55,2±9,7 años, con extremos que oscilaban entre los 38 y los 78 años.

La distribución de los pacientes por grupos de edad se muestra en la figura 1.

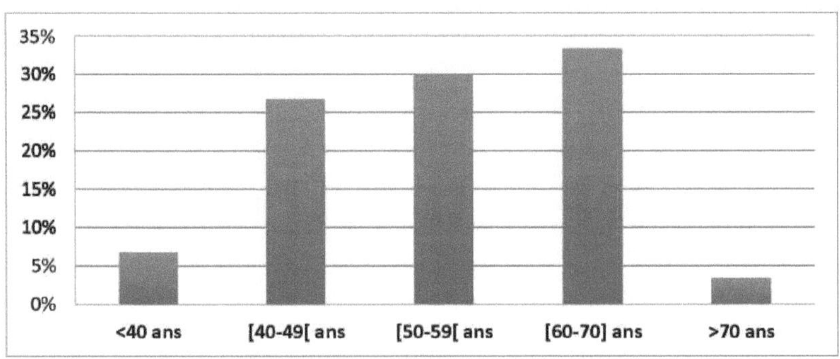

Figura 1: Distribución de los pacientes con gonartrosis según la edad

1.1.2. Género :

La mayoría de los pacientes eran mujeres con una proporción de sexo de 1:5 (Figura 2).

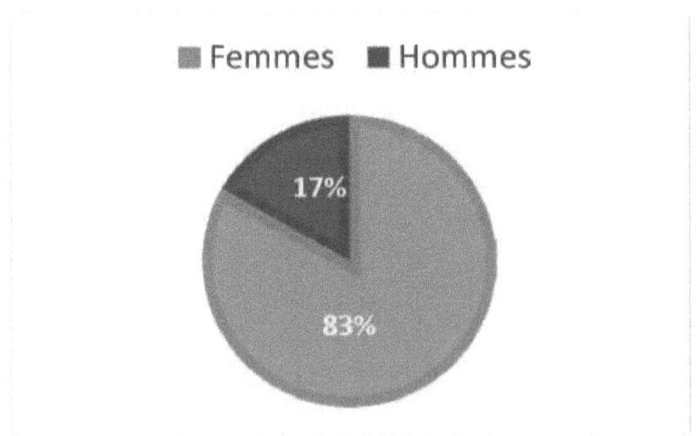

Figura 2: Distribución de los pacientes con gonartrosis por género

1.1.3. Nivel de estudios :

El 20% de los pacientes eran analfabetos, el 55% tenían estudios primarios y el 25% tenían estudios secundarios. Ninguno de nuestros pacientes tenía un nivel de estudios superior.

1.1.4. Actividad física :

Sólo el 6,7% de los pacientes hacían deporte, el 93,3% eran sedentarios.

1.1.5. Menopausia :

Treinta y dos pacientes eran menopáusicas, es decir, el 64% de las mujeres, con una edad media de la menopausia de 49±9,6 años y unos extremos que oscilaban entre los 44 y los 55 años.

1.1.6. Datos antropométricos :

Índice de masa corporal (IMC): La media del IMC era de 30,4 kg/m2±3,1 con extremos que oscilaban entre 24 y 36 kg/m2. (Figura 3).

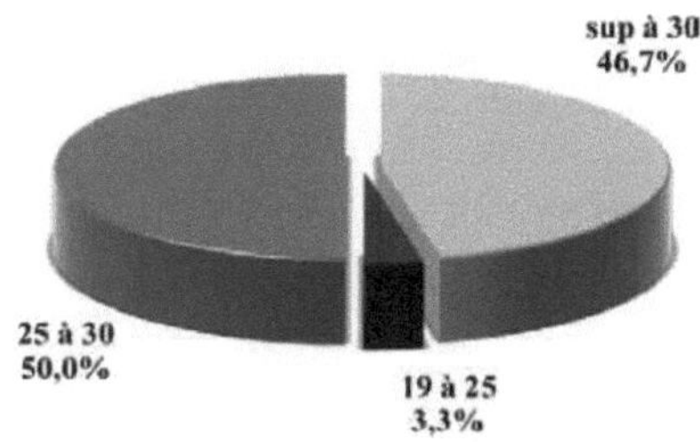

Figura 3: Distribución de los pacientes por IMC (Kg/m2) (N = 60)

1.   2 EVALUACIÓN CLÍNICA Y RADIOGRÁFICA DE LA GONARTROSIS :

1.2.1. EVALUACIÓN CLÍNICA :

1.2.1.1. Características de la gonalgia :

Todos los pacientes tenían artrosis femorotibial medial y el 50% de los pacientes tenían artrosis patelofemoral asociada.

Edad: La duración media de los síntomas fue de 6±3,4 años, con extremos que iban de 1 a 13 años.

Topografía y radiación: La gonalgia fue bilateral en el 80% de los casos. El dolor era irradiado en el 56,6% de los casos y hacia los pies en todos los casos.

Intensidad: La EVA media del dolor fue de 50,9±10,7 mm con extremos que oscilaban entre 20 y 90 mm.

Deterioro funcional: La media del índice de Lequesne fue de 8,1±2,4 con extremos que iban de 1 a 11 (Figura 4).

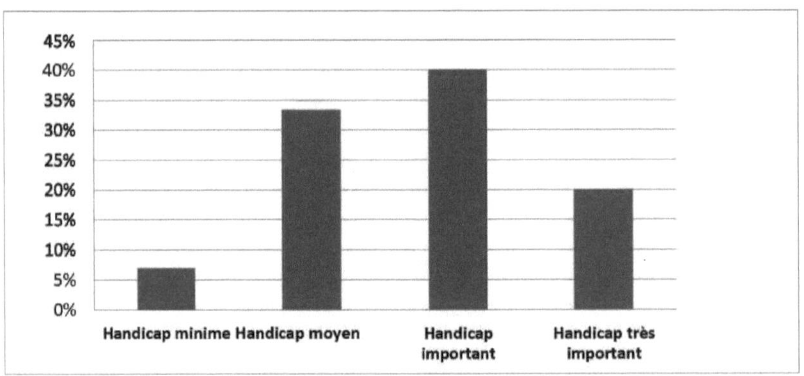

Figura 4: Distribución de los pacientes con gonartrosis según la importancia de la función

funcional

1.2.1.2. Examen físico de las rodillas :
1.2.1.2.1.   En el vertedero
1.2.1.2.1.1. Evaluación conjunta :

- Flexión: La flexión de la rodilla fue normal en todos los pacientes.

- Extensión: La extensión fue limitada en el 8,3% de los casos.

1.2.1.2.1.2. Evaluación muscular :

<u>Estudio de la fuerza muscular</u>:

Las pruebas musculares fueron normales en todos los pacientes.

<u>Estudio de la extensibilidad muscular</u>:

Extensibilidad de los isquiotibiales: Se observó una retracción de los isquiotibiales en el 44% de las extremidades.

Extensibilidad del recto abdominal: Se observó una retracción del recto abdominal en el 36% de los casos.

Extensibilidad del tríceps sural: Se observó una retracción del tríceps sural en el 38% de los casos.

1.2.1.2.2. A cargo

1.2.1.2.2.1. Desviaciones axiales en el plano frontal :

El 70% de los pacientes tenían desviación axial en el plano frontal, y era del tipo Genu varum en todos los casos.

1.2.1.2.2.2. Desviaciones axiales en el plano sagital:

El 40% de los pacientes tenían una desviación axial en el plano sagital, todos ellos de tipo flessum.

1.2.2. EVALUACIÓN RADIOGRÁFICA :

La figura 5 muestra la distribución de las extremidades con gonartrosis según el estadio radiográfico de la misma.

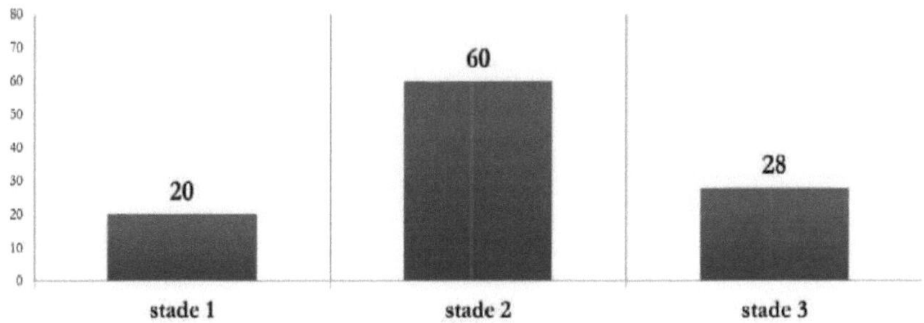

Figura 5: Distribución de las extremidades gonartóticas según el estadio radiográfico de la

gonartrosis

1.3 EVALUACIÓN DE LAS   LESIONES DEL PIE EN LA GONARTROSIS:

1.3.1. Características del dolor de pies:

En el 51,9% de los casos se registró dolor en los pies. El 35,2% de los casos presentaban metatarsalgia, el 14,8% dolor en el mediopié y el 50% talalgia.

1.3.2. Examen físico :

1.3.2.1. Evaluación del tegumento :

Se encontraron hiperqueratosis en el 93,4% de las extremidades con gonartrosis (Figura 6 y 7).

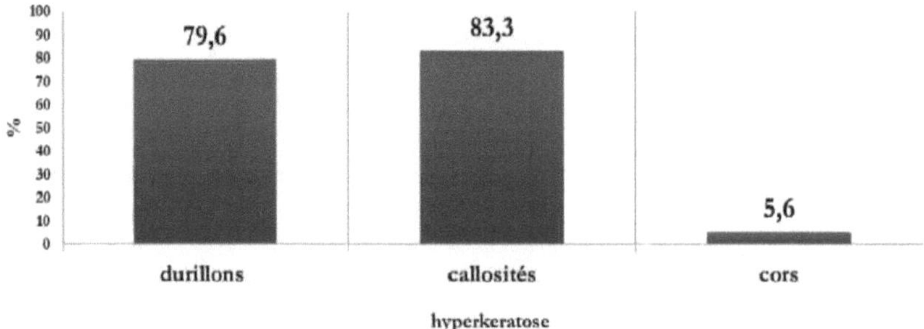

Figura 6: Distribución de los miembros con gonartrosis según los tipos de hiperqueratosis

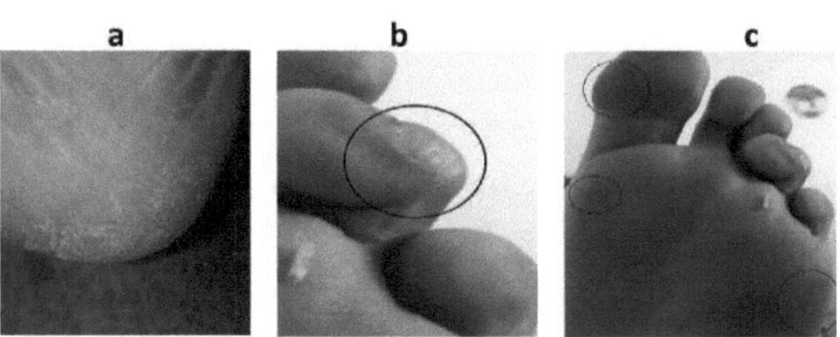

Figura 7: Los diferentes tipos de hiperqueratosis: a. callosidades en el talón,

b. cuerno dorsal del 3er dedo, c. callosidades en la superficie plantar bajo el dedo gordo

, la cabeza del 1er metatarsiano y la cabeza del 5º metatarsiano del pie izquierdo

1.3.2.2. Balance de la deformación :

1.3.2.2.1. Deformidades de los dedos de los pies :

Las deformidades de los dedos de los pies estaban presentes en el 56,5% de los casos y se distribuían como se muestra en la figura 8.

Los diferentes tipos de deformación encontrados se ilustran en la figura 9.

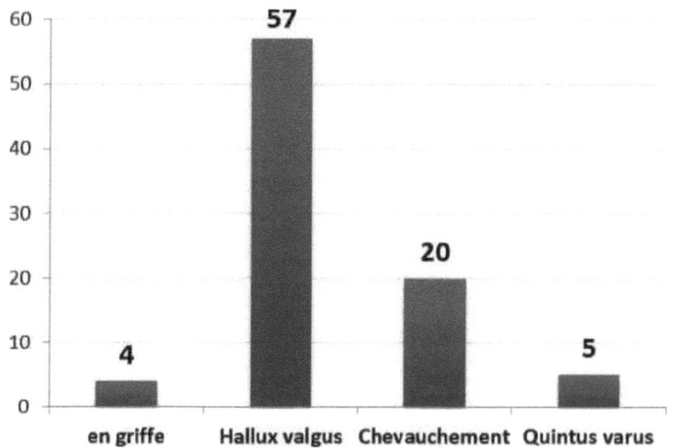

Figura 8: Distribución de las extremidades con gonartrosis según las deformidades de los dedos del pie

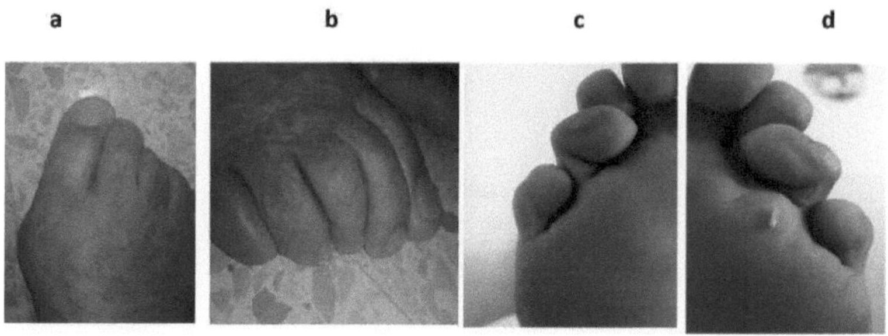

Figura 9: Los diferentes tipos de deformidades encontradas: a. Hallux valgus, b. Dedos en garra, c. Quinto varo, d. dedos superpuestos

1.3.2.2.2.   Forma del arco interno :

Los pacientes tenían un arco interno fisiológico en el 31,5%, plano en el 65,7% y
hueco en el 2,8% de los casos.

1.3.2.2.3.   El ángulo del eje calcáneo-mariscal :

Se observó un valgo severo del retropié en el 43,5% de las extremidades con
gonartrosis. (Figuras 10 y 11)

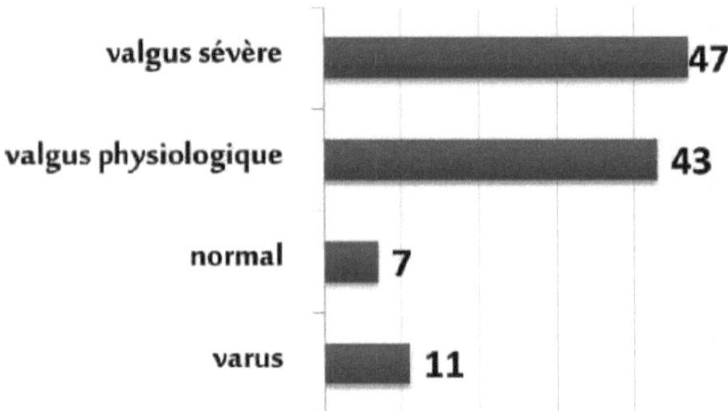

Figura 10: Distribución de las extremidades con gonartrosis según el ángulo de la
Eje calcáneo-hamstring (N=108)

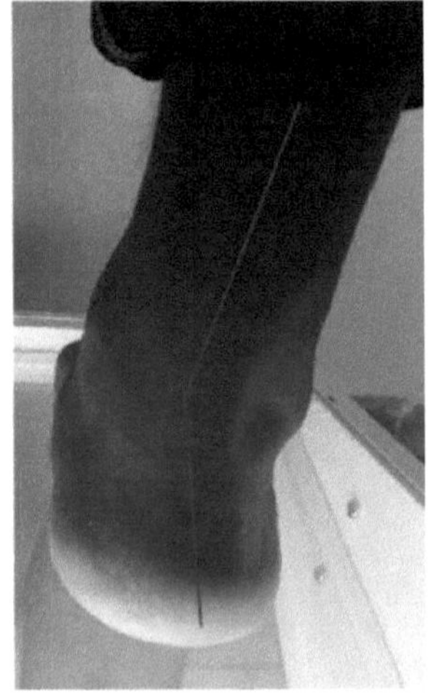

Figura 11: Valgo severo del pie trasero

1.3.2.2.4. Índice de postura del pie -FPI- :

Se observó una deformación bilateral del pie en pronación en la mayoría de los miembros gonárticos (51,1%). La mayoría de los pacientes (51,9%) presentaban una deformación bilateral del pie en pronación (Figura 12).

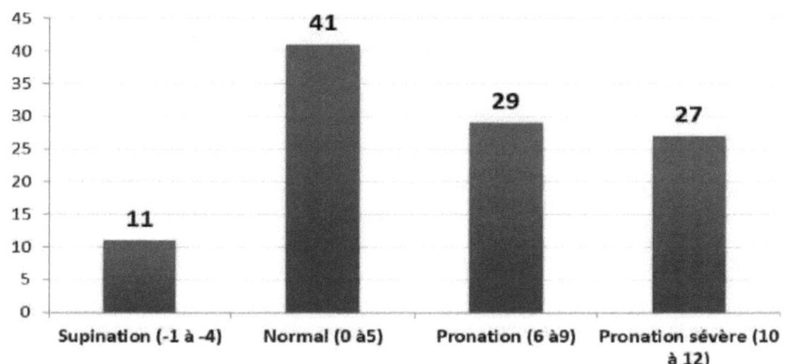

Figura 12: Distribución de las extremidades con gonartrosis según el índice de postura del pie

(N=108)

La altura del hueso navicular era baja en el 82,4% de los casos.

1.3.2.2.5. Prueba de caída del ombligo :

Se observó una depresión anormal del hueso navicular en el 51,9% de los pacientes (Figura 13).

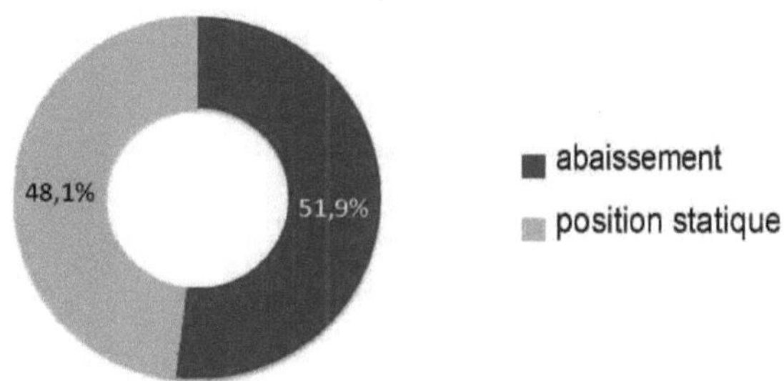

Figura 13: Distribución de las extremidades con gonartrosis según la prueba de caída

del navicular (N=108)

hueso navicular (N=108)

1.3.2.3. Evaluación conjunta :
1.3.2.3.1.   La articulación tibio-tarsiana :

En el vertedero :

Flexión dorsal: El rango de flexión dorsal estaba limitado en el 38% de los pacientes con gonartrosis con la rodilla recta y en el 18,5% con la rodilla flexionada.

Flexión plantar: En el 22,2% de las extremidades la flexión plantar de los pies estaba limitada.

Bajo carga: mediante la prueba de embestida con peso:

La distancia máxima de la hendidura fue de una media de 6,7 cm±2,2 con extremos que oscilaban entre 3 y 12 cm. Se observó una limitación en el 90,7% de las extremidades.

1.3.2.3.2. La articulación metatarsofalángica del dedo gordo del pie:

*Flexión dorsal:

- Bajo carga: La amplitud de movimiento de la articulación metatarsofalángica del hallux en flexión dorsal estaba limitada en el 51,9% de los casos.

- Descarga: La amplitud de movimiento de la articulación metatarsofalángica del hallux en flexión dorsal estaba limitada en el 45,4% de los casos.

Flexión plantar :

La limitación articular de la articulación metatarsofalángica del dedo gordo se observó en el 28,7% de los casos y la flexibilidad en el 55,5%.

1.3.2.4. Evaluación muscular :

Ninguno de nuestros pacientes tenía un déficit muscular.

1.3.2.5. Examen podoscópico de los pies :

El examen de las huellas podológicas reveló pies planos en el 38,9%, pies intermedios
en el 34,3% y pies fisiológicos en el 24,1% de los casos (figuras 14 y 15).

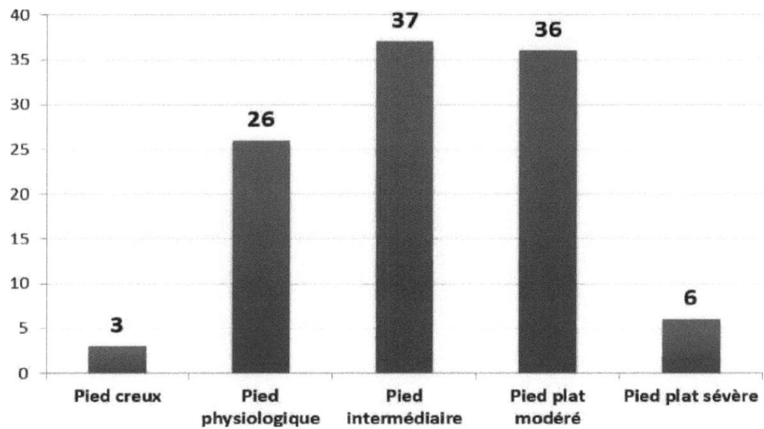

Figura 14: Distribución de las extremidades con gonartrosis por tipo de pie
(N=108)

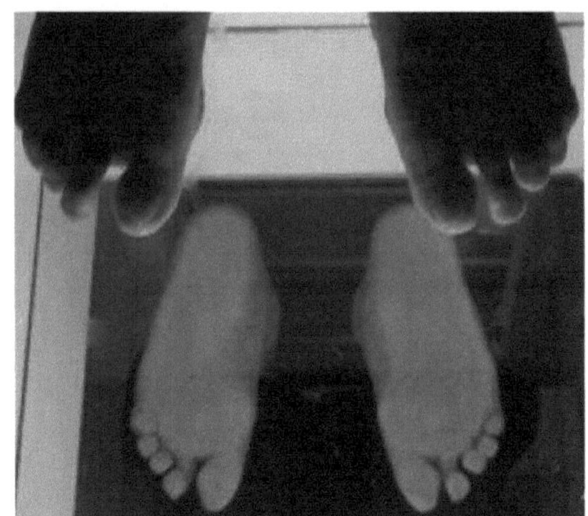

Figura 15: Huella que muestra los pies planos

2   Estudio analítico:

2.1   Estudio de la asociación entre la edad de la gonalgia y los parámetros del examen clínico del pie:

*Asociación <u>entre la duración de la gonalgia y el dolor de pies</u>

Se encontró una asociación estadísticamente significativa entre la edad de la gonalgia y la aparición del dolor de pies *(p=0,009).*

*Asociación <u>entre la edad de la gonalgia y las anomalías tegumentarias en los pies:</u>

Se encontró una asociación estadísticamente significativa entre la edad de la gonalgia y la presencia de callos. No hubo una asociación significativa entre la edad de la gonalgia y la presencia de callos o hiperqueratosis. (Cuadro n°I)

Tabla I: Asociación entre la edad de la gonalgia y la presencia de anomalías tegumentarias en los pies

Anomalías tegumentarias de los pies	p
Hiperqueratosis	0.241
Callos*.	0.292
Durillones* (callos)	***0.047***

1 Prueba t de Student

<u>*Asociación entre la edad de la gonalgia y las deformidades del pie:</u>

Se encontró una asociación estadísticamente significativa entre la duración de la gonalgia y la disminución de la altura del hueso navicular, la deformación en pronación de los pies por la FPI y del retropié por la medición del ángulo calcáneo-mariscal (Tabla II).

Tabla II: Asociación entre la edad de la gonalgia y las deformidades del pie

Deformidades del pie	p
Deformación de los dedos del pie*.	0.322
Deformación del arco interno*.	0,809
El ángulo calcaneo-hamstring	*0,038*
Índice de póster del pie (FPI)*	*< 0,0001*
Altura navicular* (1)	*0.001*
Prueba de Caída Navicular*	0,89

Prueba t de Student

*Asociación entre la longitud de la gonalgia y la movilidad articular de los pies:

Se encontró una asociación estadísticamente significativa entre la duración de la gonalgia y la limitación de la dorsiflexión de la articulación talocrural en descarga y en carga mediante la prueba de embestida del tobillo y la limitación de la dorsiflexión de la articulación metatarsofalángica del dedo gordo en carga (Tabla III).

Tabla III: Asociación entre la edad de la gonalgia y la movilidad articular de los pies

Movilidad articular de los pies	p
FDGT*	0.034
FDGF*	0.37
FP*	0.83
Prueba de embestida de tobillo*.	**<10-3**
FD del hallux en alta*.	0.092
FD del hallux en carga *	**0.015**

FDGT: *FlexiondorsalegenoutuarticulationTalo-crural;* **FDGF:** *FlexiondorsalegenouféchiarticulationTalo- crural,* **FP:** *FlexionplantarararticulationTalo-crural;* **FD:** *flexiondorsale;* *:test(t)deStudent*

Asociación entre la duración de la gonalgia y la evaluación muscular de los pies:

Se encontró una asociación estadísticamente significativa entre la edad de la gonalgia y la retracción del ST *(p=0,**03)**.

<u>Asociación entre la edad de la gonalgia y la huella</u>:

Se encontró una asociación estadísticamente significativa entre la edad de la gonalgia y la tendencia al pie plano *(p<0,001)*.

2.2 Estudio de la asociación entre las desviaciones axiales de la rodilla y los parámetros clínicos del examen del pie:

2.2.1. Asociación entre las desviaciones axiales de la rodilla y la presencia de dolor de pies

Se encontró una asociación estadísticamente significativa entre el Genu varum y la aparición de dolor de pies *(p<0,001)*.

Se encontró una asociación estadísticamente significativa entre el Genu flexum y la duración del dolor de pies *(p=0,008)*.

2.2.2. Asociación entre las desviaciones axiales de la rodilla y las anomalías tegumentarias en los pies:

No hubo *asociación* significativa entre *el Genu* varum y la presencia de hiperqueratosis (Tabla IV).

Tabla IV: Asociación entre el Genu varum y la presencia de anomalías

del pie

Anomalías tegumentarias de los pies	p
Hiperqueratosis	0.176
Callos*.	0.451
Durillones* (callos)	0.427

* :Prueba de Chi 2 ** :Prueba de Fisher

Asociación entre el Genu flessum y las anomalías tegumentarias en los pies:

Se encontró una asociación estadísticamente significativa entre el Genu flexum y la presencia de hiperqueratosis incluyendo callosidades. (Cuadro V)

Tabla V: Asociación entre el Genu flexum y la presencia de anomalías tegumentarias

anomalías en los pies

Anomalías tegumentarias de los pies	p
Hiperqueratosis	*0.004*
Callos*.	*0.726*
Durillones* (callos)	*0.003*

* : Prueba de Chi2 ** :Prueba de Fisher

2.2.3. Asociación entre las desviaciones axiales de la rodilla y las deformidades del pie :

Asociación entre el Genu varum y las deformidades del pie:

Se encontró una asociación estadísticamente significativa entre el Genu varum y la presencia de deformidades de los dedos del pie, especialmente Hallux valgus, deformidad plana del arco medial, deformidad en pronación del pie y del pie trasero, disminución de la altura del navicular (Tabla VI).

Tabla VI: Asociación entre el Genu varum y las deformidades del pie :

Deformidades del pie	p
Deformación de los dedos del pie*.	<0.001
Hallux	*< 0.001*
Deformación del arco interno*.	*0.007*
El ángulo calcaneo-hamstring	*0.026*
Índice de póster del pie (FPI)*	*0.027*
Altura navicular* (1)	*< 0.001*
Prueba de Caída Navicular*	*0.028*

1 :Prueba Chi 2

**Asociación entre el Genu flessum y las deformidades del pie:*

Se encontró una asociación estadísticamente significativa entre el Genu flessum y la presencia de deformidades en los dedos, la disminución de la altura del navicular y la depresión anormal del hueso navicular (Tabla VII).

Tabla VII: Asociación entre el Genu flessum y las deformidades del pie:

Deformidades del pie	p

Deformación de los dedos del pie*.	0.042
Hallux	0.098
Deformación del arco interno*.	0.203
El ángulo calcaneo-hamstring	0.8
Índice de póster del pie (FPI)*	0.402
Altura navicular* (1)	**< 0.001**
Prueba de Caída Navicular*	**< 0.001**

* :Prueba Chi 2

2.2.4. Asociación entre las desviaciones axiales de la rodilla y la movilidad articular de las articulaciones del pie:

Asociación entre el Genu varum y la movilidad articular:

No hubo asociación significativa entre el Genu varum y la limitación de la dorsiflexión de la articulación talocrural y la limitación de la dorsiflexión de la articulación metatarsofalángica del dedo gordo del pie (Tabla VIII).

Tabla VIII: Asociación entre el Genu varum y la movilidad de la articulación del pie

Movilidad articular de los pies	p
FDGT*	0.618
FDGF*	0.56
FP*	0.338
Prueba de embestida de tobillo **	0.720
FD del hallux en alta*.	0.520
FD del hallux en carga *	0.803

FDGT: *FlexiondorsalegenoutuarticulationTalo-cnjrale;* **FDGF:***FlexiondorsalegenouféchiarticulationTalo-crural,***FP:***FlexionplantararticulationTalo- crural;***FD:***flexiondorsale;*:testdeChi2;**:testdeFisher*

Asociación entre el Genu flessum y la movilidad articular de los pies:

No hubo asociación significativa entre el Genu flessum y la limitación de la dorsiflexión de la articulación talocrural y la limitación de la dorsiflexión de la articulación metatarsofalángica del dedo gordo (Tabla IX).

Tabla IX: Asociación entre el Genu flessum y la movilidad articular de los pies

Movilidad articular de los pies	p

FDGT*	0.354
FDGF*	0.351
FP*	0.917
Prueba de embestida de tobillo**.	0.197
FD del hallux en alta*.	0.244
FD del hallux en carga *	0.477

FDGT: *FexiondorsaegenoutenduarticulationTalo-crurae;* *FDGF:FlexiondorsaegenouféchiarticulationTalo-crurale,FP:FlexionplantararticulationTalo- crurale;FD:flexiondorsale;*:testdeChi2;**:testdeFisher*

2.2.5. Asociación entre las desviaciones axiales de las rodillas y el equilibrio muscular de los pies:

Asociación entre el Genu varum y la evaluación muscular

No hubo asociación significativa entre el Genu varum y la retracción del ST (*p=0,695*).

Asociación entre el Genu flessum y la evaluación muscular: No hubo asociación significativa entre el Genu flessum y la retracción del ST (*p=0,486*).

2.2.6. Asociación entre las desviaciones axiales de la rodilla y la huella :

Asociación entre el Genu varum y la huella del pie: No hubo asociación significativa entre el Genu varum y la tendencia al pie plano (p=0,511).

No hubo *asociación* significativa entre el *Genu flessum* y la tendencia al pie plano (p=0,113).

2.3 Estudio de la asociación entre el estadio radiográfico de la gonartrosis y los parámetros clínicos del examen del pie:

Asociación entre el estadio radiográfico de la gonartrosis y la presencia de dolor en el pie

Se encontró una asociación estadísticamente significativa entre el estadio radiográfico y la aparición del dolor de pies *(p<0,001).*

Asociación entre el estadio radiográfico de la gonartrosis y las anomalías tegumentarias en los pies:

Se encontró una asociación estadísticamente significativa entre el estadio radiográfico y la presencia de callosidades plantares. No hubo una asociación significativa entre la edad de la gonalgia y la presencia de callos o hiperqueratosis. (Cuadro n°X)

Tabla X: Asociación entre el estadio radiográfico de la gonartrosis y la presencia de tegumentos

presencia de anomalías tegumentarias en los pies

Anomalías tegumentarias	p
Hiperqueratosis	0.484
Callos*.	0.207
Durillones* (callos)	**0.023**

1 :Prueba Chi2

Asociación entre el estadio radiográfico de la gonartrosis y las deformidades del pie:

Se encontró una asociación estadísticamente significativa entre el estadio radiográfico y la deformidad del Hallux valgus, la deformidad de la pronación del pie mediante el IPF y la deformidad del retropié mediante la medición del ángulo calcáneo-hamstring, la disminución de la altura del hueso navicular y la prueba de caída del navicular (Tabla XI)

Tabla XI: Asociación entre el estadio radiográfico de la gonartrosis y las deformidades del pie

deformidades del pie :

Deformidades del pie	P
Deformación de los dedos del pie*.	0.063
Hallux valgus	**0.024**
Deformación del arco interno*.	0.442
El ángulo calcaneo-hamstring	**< 0.001**
Índice de póster del pie (FPI)*	**< 0.001**
Altura navicular* (1)	**0.007**
Prueba de Caída Navicular*	**0.049**

* :Prueba de Chi2 ** :Prueba de Fisher

Asociación entre el estadio radiográfico de la gonartrosis y la movilidad articular de los

<u>pies</u>:

Se encontró una asociación estadísticamente significativa entre la duración de la gonalgia y la limitación de la dorsiflexión de la articulación talocrural en carga mediante la prueba de embestida del tobillo y la limitación de la dorsiflexión de la articulación metatarsofalángica del dedo gordo en carga y en descarga (Tabla XII)

Tabla XII: Asociación entre el estadio radiográfico y la movilidad articular

Movilidad articular	P
FDGT*	0.067
FDGF*	0.547
FP*	0.946
Prueba de embestida de tobillo*.	*< 0.001*
FD del hallux en alta*.	*0.01*
FD del hallux a cargo*.	*< 0.001*

FDGT: *FlexiondorsalegenoutuarticulationTalo-crural;* **FDGF:***FlexiondorsalegenouféchiarticulationTalo-crural,***FP:***FlexionplantararticulationTalo-crural;***FD:***flexiondorsale *:testdeChi2;**:testdeFisher*

<u>1Asociación entre el estadio radiográfico y la evaluación muscular</u>

Se encontró una asociación estadísticamente significativa entre el
y la retracción del ST **(*p=0,08*)**.

<u>Asociación entre el estadio radiográfico y la impresión podoscópica</u>

Se encontró una asociación estadísticamente significativa entre el estadio radiográfico y la tendencia al pie plano **(*p<0,001*)**.

2.4 Tabla resumen: Características de la rodilla y trastornos estáticos del pie

	Edad de la gonalgia (p)	Genu Varum (p)	Genu Flexum (p)	Etapa radiográfica (p)
Dolor de pies	**0.009§**	**<0.001***	**0.008§**	**<0.001***
Hiperqueratosis	0.241§	0.176**	**0.004****	0.484*
Callos	0.292§	0.451*	0.726*	0.207*
Ingle	**0.047§**	0.427*	**0.003***	**0.023***

Deformación de los dedos del pie	0.322§	**<0.001***	**0.042***	0.063*
Hallux Valgus	0.768§	**<0.001***	0.098*	**0.024***
Deformación del arco interno	0,809§	**0.007***	0.203*	0.442*
El ángulo calcaneo-hamstring	**0,038§**	**0.026***	0.8*	**<0.001***
Índice de carteles de pie	**<10-3§**	**0.027***	0.402*	**<0.001***
Altura navicular	**0.001§**	**<0.001***	**<0.001 ***	**0.007****
Prueba de caída del ombligo	0,89§	**0.028***	**<0.001 ***	**0.049***
FDGT	**0.034§**	0.618*	0.354*	0.067*
FDGF	0.37§	0.56*	0.351*	0.547*
FP	0.83§	0.338*	0.917*	0.946*
Prueba de zancadas con el tobillo	**<10-3§**	0.720**	0.197**	**<0.001***
FD del hallux en alta	0.092§	0.520*	0.244*	**0.01***
FD del hallux a cargo	**0.015§**	0.803*	0.477*	**<0.001***
Extensibilidad de la ST	**0.038§**	0.695*	0.486*	0.08**
Examen de la huella	**<0.001§**	0.511*	0.113*	**<0.001****

FDGT: FlexiondorsalegenoutenduTalo-cruralarticulation; **FDGF:** FlexiondorsalegenouféchiTalo-cruralarticulation,**FP:**FlexionplantarTalo-cruralarticulation;**FD:**flexiondorsale;§:test deStudent(t);*:test de Chi2; ** :test de Fisher;

DISCUSIÓN

Nuestro estudio incluyó a 60 pacientes. La edad media de los pacientes era de 55,2±9,7 años, con un claro predominio del sexo femenino (proporción de sexos=1/5). La gonartrosis llevaba una media de 6±3,4 años de evolución. La enfermedad era bilateral en el 80% de los casos, con radiación en los pies en el 56,7% de los casos. La enfermedad se clasificó como estadio I, II y III según la clasificación de Kellgren y Lawrence en el 18,5%, 55,6% y 25,9% de los pacientes, respectivamente. El examen de las rodillas que soportan el peso reveló un genu varum en el 70% y un flessum en el 40% de los casos. Se evaluaron 108 miembros con gonartrosis de 60 pacientes.

En el 51,9% de los casos se registró dolor en los pies. Se trata de metatarsalgia, dolor en el mediopié y talalgia en el 35,2%, 14,8% y 50% de los casos, respectivamente. El examen de los tegumentos reveló hiperqueratosis en el 94,4% de los casos, esencialmente callos en el 79,6% y callosidades en el 83,3%. Las deformidades revelaron una deformación de los dedos del pie en el 56,5% de los casos, esencialmente Hallux valgus en el 52,8%, un arco medial plano en el 65,7% de los casos, una deformación de la pronación en el 51,9% de los casos evaluada por la FPI, un valgo severo de los pies traseros en el 43,5% de los casos evaluados por la medición del ángulo calcáneo-mariscal y un descenso anormal del hueso navicular en el 51,9% de los casos por la prueba de caída del navicular.

El examen de la movilidad articular de los pies mostró una limitación en la descarga de la flexión dorsal de la articulación talocrural en el 38% y el 18,5% de los casos, respectivamente, en una rodilla estirada y en una rodilla flexionada, y una limitación en la carga en el 90,7% de los casos al realizar la prueba de la ranura del tobillo. La articulación metatarsofalángica estaba limitada en descarga y en carga en el 45,4% y el 51,9% de los casos, respectivamente.

El examen de la huella podoscópica mostró pies planos en el 38,9%, pies intermedios en el 34,3% y pies fisiológicos en el 24,1% de los casos.

Se encontró una asociación estadísticamente significativa entre la duración de la gonalgia y la aparición de dolor en el pie, la presencia de hiperqueratosis de tipo calcáreo, el colapso del arco medial del pie (disminución de la altura del hueso navicular) y la tendencia al pie plano, Deformación en pronación de los pies y del retropié, limitación de la articulación talocrural en carga y descarga, limitación de la dorsiflexión de la articulación metatarsofalángica del dedo gordo en carga, retracción del ST.

La deformidad en varo de la rodilla se asoció con la presencia de dolor de pies, deformidades de los dedos, especialmente Hallux valgus, deformidad plana y colapso del arco medial, deformidad en pronación del pie y del pie trasero.

La flaccidez de la rodilla se asoció con el dolor de pies de larga duración, la hiperqueratosis, especialmente las callosidades, la presencia de deformidad de los dedos y el colapso del arco.

Se encontró una asociación estadísticamente significativa entre el estadio radiográfico de la gonartrosis y la presencia de dolor de pies, la presencia de callosidades, la deformidad del hallux valgus, la deformidad en pronación de los pies y del retropié, el hundimiento del arco medial, el pie plano, la limitación de la dorsiflexión de la articulación talocrural en carga, la limitación de la dorsiflexión de la articulación metatarsofalángica del dedo gordo en carga y en descarga.

Puntos fuertes de nuestro estudio :

El carácter prospectivo de nuestro estudio y el reducido número de estudios que han analizado este tema son los principales puntos fuertes de nuestro estudio.

Limitaciones de nuestro estudio :

Sin embargo, nuestro estudio tenía algunas limitaciones:

- La ausencia de un grupo de control

- El carácter transversal: no se pudo evaluar la evolución de la afectación del pie en el tiempo durante la gonartrosis

Estudios literarios :

Pocos estudios en la literatura han investigado los trastornos estáticos del pie en pacientes con gonartrosis.

Los investigadores han identificado una serie de factores de riesgo para el empeoramiento del dolor y la estructura de la rodilla en el paciente con gonartrosis, como la edad, la etnia y la desaxación, pero los factores de riesgo modificables necesarios para evitar la progresión a la enfermedad avanzada y/o la cirugía, como los trastornos estáticos del pie, están poco estudiados en la literatura [26].

1. CARACTERÍSTICAS DE LA POBLACIÓN ESTUDIADA :

- Edad: como muestra la Encuesta Nacional de Salud y Nutrición (NHANES), la frecuencia de la gonartrosis aumenta con la edad, con una prevalencia de la enfermedad del 3% entre 45 y 54 años y del 15% entre 65 y 74 años [27]. Es poco frecuente antes de los 30 años. En nuestro estudio la edad media de los pacientes fue de 55,2±9,7 años. El rango de edad entre 60 y 70 años es el que incluyó a más pacientes, lo que coincide con la literatura[28].

- Sexo: En el trabajo de Kellgren y Lawrence en 1966 [13], la frecuencia de la gonartrosis aumenta con la edad, con una mayor prevalencia en los hombres que en las mujeres antes de los 45 años, y luego una afectación preferente de las mujeres. En nuestro estudio, hubo un claro predominio femenino, lo que coincide con la literatura.

- Actividad física: El sedentarismo es una consecuencia de la gonartrosis debido a las limitaciones funcionales que provoca el dolor, pero también parece ser un factor que favorece su aparición y el mantenimiento de las limitaciones funcionales. White D.K. et al. han demostrado que la actividad deportiva diaria sostenida, como caminar, puede prevenir la osteoartritis e incluso proteger contra el desarrollo de limitaciones funcionales en personas que padecen osteoartritis [29]. En nuestra serie, el 93,3% de los pacientes eran sedentarios, frente a sólo el 6,7% que realizaban actividades deportivas.

- Menopausia: La menopausia parece ser un factor de riesgo para el desarrollo de la OA. Algunos investigadores sugieren que los bajos niveles de restrógenos contribuyen a la patogénesis de la OA al acelerar los procesos celulares que conducen a la ruptura de la matriz del cartílago [30,31]. En nuestro estudio, el 64% de las mujeres eran posmenopáusicas.

- Obesidad: En la mayoría de los estudios publicados, se ha demostrado claramente una asociación entre la obesidad y la gonartrosis con una correlación entre ambas [32]. En efecto, la obesidad, más allá del estrés mecánico ligado al exceso de peso, conduciría a la degradación del cartílago articular, por efectos catabólicos de las adipokinas [33,34].

2. CARACTERÍSTICAS CLÍNICAS Y RADIOGRÁFICAS DE LA GONARTROSIS :

2.1. Características de la gonalgia :

El dolor

Es el principal síntoma en la gonartrosis [35]. En nuestro estudio, fue bilateral en el 80% de los casos. En casi la mitad de los casos se observó radiación del dolor, lo que subraya la importancia de un interrogatorio cuidadoso para eliminar los diagnósticos diferenciales.

El reinicio está funcionando:

En nuestro estudio, el deterioro funcional de la gonartrosis fue de moderado a grave en casi el 93,34% de los pacientes. Esto podría explicarse por la intensidad del dolor, la afectación bilateral de ambas rodillas y la progresión inherente de la enfermedad que conduce a una limitación funcional y de la marcha progresiva [36].

2.2. Datos de la exploración física :

Deformaciones axiales:

Cualquier deformidad varum o valgum desplaza el eje mecánico hacia dentro o hacia fuera, lo que provoca una sobrecarga que favorece la artrosis del compartimento correspondiente [4]. Estos desajustes también son factores de progresión de la gonartrosis preexistente [32,37].

Además, la aparición de la flexión es frecuente en la gonartrosis, especialmente en las formas avanzadas, y es un factor agravante al desplazar las fuerzas de presión hacia la parte posterior de la articulación y aumentar así la artrosis, lo que conduce a una deformación en forma de copa de la meseta tibial [37].

En nuestro estudio, el 70% de los pacientes tenía Genu Varum y el 40% tenía flessum de rodilla.

<u>Evaluación muscular</u>:

Fuerza muscular: Varios estudios han señalado una relación entre la gonartrosis y la debilidad muscular en los cuádriceps y los isquiotibiales [38]. Sin embargo, en nuestro estudio, las pruebas musculares del miembro inferior fueron normales en todos nuestros pacientes.

Extensibilidad muscular: La retracción del tríceps sural y de los isquiotibiales se encontró en el 38% y el 44,4% de nuestros pacientes respectivamente. El estudio de Reilly et al demostró que la gonartrosis no se asocia a una limitación de la dorsiflexión del tobillo, a diferencia de la artrosis de cadera [39]. Por otro lado, algunos estudios han informado de la asociación de la retracción del TS y la IJ con la edad avanzada de los pacientes [11]. El gran número de sujetos de edad avanzada en nuestra población podría explicar nuestros resultados.

2.3.   Rayos X estándar :

En nuestro estudio, utilizamos la puntuación de Kellgren y Lawrence, que es la más utilizada, tanto para definir como para calificar la OA [13]. No obstante, cabe señalar que existe una disociación radioclínica en la gonartrosis y que el daño radiológico avanzado no se correlaciona con un aumento del dolor [40].

La artrosis femorotibial es frecuente y afecta al compartimento femorotibial medial de forma aislada en aproximadamente el 40% de los casos. Sin embargo, también puede asociarse al compartimento femoropatelar. La afectación predominante del compartimento medial puede explicarse por conceptos biomecánicos. En una situación normal, la resultante de las fuerzas aplicadas a la rodilla se distribuye por igual en los dos compartimentos internos y externos. Al caminar, la fuerza aplicada a cada rodilla corresponde a cinco o seis veces el peso del cuerpo. En nuestro estudio, todos los pacientes tenían gonartrosis medial del FT aislada.

3. GONARTROSIS Y AFECTACIÓN DEL PIE :

3.1. Características del dolor de pies

Aunque en algunos estudios se ha descrito el dolor de pies asociado a la OA de rodilla avanzada [41,42,43], rara vez se ha evaluado su frecuencia. La afectación del pie puede no estar asociada a signos radiográficos de artrosis de pie o tobillo [44], lo que subraya la importancia de un examen cuidadoso de cualquier dolor de pie en un paciente gonartrítico. En nuestro estudio, la mitad de los pacientes tenían dolor de pies.

En su reciente estudio sobre los parámetros de presión plantar en sujetos con gonartrosis antes y después de la artroplastia de rodilla, Saito et al demostraron que los valores de presión plantar en los metatarsos eran significativamente mayores en la población con gonartrosis y que las deformidades del retropié y la baja presión en las regiones laterales del talón eran responsables del dolor de pies. Esto se explica por el hecho de que los pacientes podrían reducir la presión en la región lateral del talón para evitar el dolor [44]. En nuestro estudio la frecuencia de talalgia y metatarsalgia medial fue del 50% y 35,2% respectivamente, lo que coincide con los resultados encontrados en la literatura.

3.2. Evaluación de la parte integrante del cuerpo

La mayoría de los dolores plantares del pie son un indicador de la existencia de hiperexposiciones plantares y, en consecuencia, de la aparición de hiperqueratosis mecánicas [22]. En nuestro estudio, la frecuencia de hiperqueratosis encontrada subraya la alteración de la estática del pie en nuestros pacientes.

3.3. Evaluación de la deformación de los dedos del pie

Cualquier alteración en la morfología del arco plantar anterior puede estar asociada al desarrollo de deformidades adquiridas en los dedos del pie [45]. Según Hiroshi et al [46], la deformidad del hallux valgus está asociada a la gonartrosis femorotibial medial. Esto explica los importantes porcentajes de hallux valgus encontrados en nuestros pacientes (52,7%).

3.4. La altura del hueso navicular y el ángulo calcáneo-mariscal

La medición de la altura del navicular y del ángulo calcáneo-tibial son parámetros utilizados a menudo en relación con la disfunción del tendón tibial posterior, principalmente en el pie plano valgo [47]. Según nuestros resultados, el 82,4% de los pacientes tenían una marcada disminución de la altura del arco y el 43,5% de ellos presentaban un gran ángulo calcáneo-amigdalino que indicaba la deformidad en pronación. Se cree que la disfunción del arco medial está relacionada con una deformidad de pronación del pie medial. La literatura sobre este tema sigue siendo controvertida [5,43,44].

3.5. El Índice de Postura del Pie

La distribución de los sujetos según el Índice de Postura del Pie, que se basa en la evaluación de la postura del pie bajo carga, mostró que la pronación de todo el pie era importante en los pacientes con gonartrosis, observándose una deformidad del pie en pronación en el 51,9% de los casos. El estudio de Pazit Levinger et al mostró que los pacientes con artrosis de rodilla tenían un pie más pronado en comparación con el grupo de control, lo que coincide con los resultados de nuestro estudio. El aumento de la pronación del pie podría disminuir potencialmente el momento de aducción de la rodilla al desplazar el centro de presión lateralmente, lo que sería un medio de adaptar el pie para reducir las cargas en el compartimento medial de la articulación femorotibial [5,7].

Algunos autores recomiendan el uso de la FPI en la evaluación clínica de los pacientes con OA de miembros inferiores. También podría utilizarse en el seguimiento de los pacientes, evaluando los resultados de las terapias (como las ortesis y los programas de rehabilitación) [39].

3.6. La prueba de la caída del ombligo

La prueba de altura y caída nasal es un medio para cuantificar la pronación del pie y es un indicador de la fatiga del músculo intrínseco plantar [17]. En nuestro estudio, se observó un descenso del hueso navicular en más de la mitad de las extremidades con gonartrosis, lo que coincide con los resultados del estudio de Levinger et al [5].

3.7. Movilidad articular

Los resultados de la literatura sobre la movilidad articular del pie durante la gonartrosis son discordantes [5,48,39]. En nuestro estudio se observó una limitación de la flexión dorsal en carga y descarga de la articulación metatarsofalángica y del tobillo, así como una limitación en la rodilla estirada más que en la flexionada.

3.8. Examen de la huella

En el estudio de Reilly et al [39], los pacientes con gonartrosis presentaban con mayor frecuencia un pie plano en contraste con el grupo de control. Estos datos coinciden con los de nuestro estudio, en el que se observó un pie intermedio o plano en el 73,2% de los casos.

4. ASOCIACIÓN ENTRE GONARTROSIS Y TRASTORNOS ESTÁTICOS DEL PIE

4.1. Asociación entre la edad de la gonalgia y los trastornos estáticos del pie

Paterson et al demostraron que el grupo de pacientes con gonartrosis con dolor inicial en el pie o el tobillo tenía más probabilidades de sufrir un empeoramiento del dolor de rodilla al cabo de 4 años que el grupo con gonartrosis sin dolor inicial en el pie [26,49].

En nuestro estudio, se encontró una asociación estadísticamente significativa entre la edad de la gonalgia y la presencia de dolor de pies.

Los posibles mecanismos de esta asociación fueron la pronación del pie y el calzado inadecuado [49].

4.2. Asociación entre la deformación axial y los trastornos estáticos del pie

En el estudio de Lee y Jong, la artrosis de tobillo estaba presente en más de un tercio de los pacientes con gonartrosis asociada a una importante deformidad axial [50].

Se han propuesto varias explicaciones para la asociación entre la desviación axial de la rodilla y el daño del pie [41]. Parece que con el tiempo se desarrolla una deformidad compensatoria del pie con respecto a la desalineación de la rodilla [8,41]. En efecto, una deformidad en varo de la rodilla induciría una deformidad compensatoria de la articulación subastragalina en posición de eversión y valgo [41]. También se asocia con un aumento del ángulo del valgo del hálago y un valgo del retropié para mantener la posición plantígrada del pie [47]. En el caso del genu varum, parece desarrollarse una deformidad compensatoria en varo del pie. Estos datos subrayan la importancia de la exploración del pie en los pacientes gonárticos y, en particular, en los que presentan desviación axial [51,52]. [51,52]

En nuestro estudio se encontró una asociación significativa entre el Genu varum y la deformidad del arco medial plano, la deformidad en pronación del pie y del retropié, así como la presencia de deformidades en los dedos del pie, lo que coincide con la literatura.

4.3.   Estadificación radiográfica y trastornos estáticos del pie

En contraste con nuestros resultados, no hubo asociaciones entre el dolor de pies y el empeoramiento de los signos radiográficos en el estudio de Paterson et al [26,49].

Los resultados del estudio de Necati et al sugieren que las personas con un estadio radiográfico más alto tienen un pie más pronado (IPF) y un cambio en la distribución de la presión [53] con un cambio en la carga del peso y la aparición de callos plantares. Se encontró una asociación estadísticamente significativa entre el estadio radiográfico y la presencia de callosidades plantares y la deformidad en pronación del pie con FPI.

4.4.   Implicaciones terapéuticas :

Estos hallazgos pueden tener implicaciones terapéuticas en el tratamiento de la OA de rodilla del compartimento medial, en particular el uso de plantillas con una cuña pronadora que actúe sobre los síntomas reduciendo el momento de aducción de la rodilla [7,54]. Sin embargo, las plantillas con cuña pronadora pueden alterar el movimiento del pie, aumentando la pronación del retropié. El aumento de la pronación del retropié en pies ya pronados podría provocar cambios perjudiciales en la cinemática de las extremidades inferiores [5]. Por otro lado, la adición de un soporte de arco a las plantillas con cuña pronadora podría mantener el movimiento normal del retropié y mejorar la capacidad de la plantilla para reducir el momento de aducción de la rodilla [55].

En vista de la actual epidemia de OA de miembros inferiores y el consiguiente aumento de la demanda de prótesis articulares, es conveniente optar por un tratamiento conservador para reducir los síntomas y proporcionar alivio al paciente [56]. Se necesita una investigación longitudinal para comprender mejor la contribución de las intervenciones ortopédicas y de calzado en el tratamiento de la OA de rodilla del compartimento medial.

Perspectivas :

Es imposible saber, a partir de un estudio transversal como el nuestro, si las anomalías de la postura del pie encontradas en nuestros pacientes son consecuencia de la artrosis del compartimento medial de la rodilla o si están presentes desde la primera infancia y, por tanto, representan un factor de riesgo para el desarrollo de la gonartrosis. Se necesitan estudios longitudinales prospectivos a mayor escala para responder a esta pregunta y comprender mejor la contribución de la estructura del pie al desarrollo de la OA tibio-femoral.

CONCLUSIONES

Después de los 50 años, la gonartrosis es la principal causa de dolor de rodilla. Suele ser consecuencia de una mala alineación de los miembros inferiores. Cualquier deformación varum o valgum desplaza el eje mecánico hacia dentro o hacia fuera, lo que provoca un aumento de la tensión y, por tanto, favorece la aparición de la artrosis en el compartimento correspondiente. Se ha demostrado que la mecánica de la marcha, en particular el tiempo de aducción de la rodilla durante la fase de apoyo, es un factor que contribuye a la progresión de la OA en el compartimento medial de la rodilla.

La postura del pie desempeña un papel importante en el funcionamiento dinámico de la extremidad inferior, por lo que se considera que cualquier deficiencia en este ámbito contribuye al desarrollo de trastornos musculoesqueléticos de la extremidad inferior y es un factor agravante de los trastornos existentes. Por lo tanto, se requiere un gran conocimiento de la estructura del pie en los pacientes con gonartrosis. Sin embargo, pocos estudios se han centrado en este tema. El objetivo del presente estudio era determinar las características morfoestáticas de los pies en pacientes con gonartrosis e investigar su asociación con la gravedad del daño en la rodilla.

El objetivo de nuestro estudio fue determinar las características morfoestáticas de los pies en pacientes con gonartrosis e investigar su asociación con la gravedad del daño en la rodilla

Para ello, realizamos un estudio transversal descriptivo en el departamento de reumatología del Instituto de Ortopedia Mohamed Kassab sobre 60 pacientes con gonartrosis femorotibial (GFT) seleccionados en base a los criterios del ACR (American College of Rheumatology) de 1986.

Los pacientes fueron entrevistados y evaluados individualmente. Se buscaron datos sociodemográficos: edad, sexo, nivel educativo, actividad física y edad de la menopausia en las mujeres. Se preguntó a los pacientes sobre la duración de la gonalgia y su topografía, la presencia o ausencia de dolor en los pies, su duración, intensidad y topografía. La evaluación funcional se realizó mediante el índice de Lequesne. La evaluación clínica, realizada en carga y descarga, incluyó el examen de la rodilla, buscando desalineación sagital o frontal, limitación articular o déficit muscular, así como retracción de los planos subpélvicos (el tríceps sural (TS), el cuádriceps (Q) y los isquiotibiales (IJ)) La exploración de los pies incluía un examen de los tegumentos para detectar hiperqueratosis (callosidades y durezas), una evaluación de las deformidades (deformidades de los dedos, forma del arco interno, medición del ángulo calcáneohipercordal, prueba de caída del navicular, índice de postura del pie (FPI), una evaluación articular y una evaluación muscular. La estática del pie se evaluó mediante el estudio de la huella podoscópica.

La edad media de los pacientes era de 55,2±9,7 años [38, 78 años] y predominaban las mujeres (83,3%). El 64% de las mujeres eran menopáusicas. El 55% de la población del estudio tenía estudios primarios y el 20% de los pacientes eran analfabetos, ninguno de los pacientes tenía estudios universitarios. El 93% de los pacientes eran sedentarios.

La gonartrosis había evolucionado durante una media de 6±3,4 años [1 a 13 años]. La enfermedad era bilateral en el 80% de los casos, con radiación en los pies en el 56,7% de los casos. El índice de masa corporal medio era de 30,4±3,1 kg/m2[24-36]. La enfermedad se clasificó como estadio I, II y III según la clasificación de Kellgren y Lawrence en el 18,5%, 55,6% y 25,9% de los pacientes, respectivamente.

De los 60 pacientes, se evaluaron 108 miembros con gonartrosis. El examen de las rodillas sin carga no reveló ningún déficit muscular ni limitaciones en la flexión. La limitación de la extensión estaba presente en el 8,3% de los casos y la retracción de los isquiotibiales y el cuádriceps en el 44,4% y el 36,1% de los casos respectivamente. El examen de soporte de peso reveló genu varum en el 70% y flessum en el 40% de los casos.

En el 51,9% de los casos se registró dolor en los pies. Se trata de metatarsalgia, dolor en el mediopié y talalgia en el 35,2%, 14,8% y 50% de los casos, respectivamente. El examen de los tegumentos reveló hiperqueratosis en el 94,4% de los casos, con callosidades en el 79,6%, callos en el 83,3% y callos en el 5,6% de los casos. La evaluación de las deformidades reveló una deformidad Hallux valgus en el 52,8%, dedos superpuestos en el 18,5%, Quintus varus en el 4,6% y garra del dedo en el 3,6% de los casos. El examen del arco medial del pie en descarga mostró un arco plano en el 65,7% de los casos y un arco fisiológico en el 31,5%. El examen osteoarticular del pie mostró una limitación de la flexión dorsal del tobillo en el 38% y el 18,5% de los casos, respectivamente, con la rodilla extendida y la rodilla flexionada. La articulación metatarsofalángica estaba limitada en descarga y en carga en el 45,4% y el 51,9% de los casos, respectivamente.

La evaluación de los trastornos estáticos y funcionales de los pies y el tobillo bajo carga mostró deformidad en pronación en el 51,9% de los casos evaluados por la FPI, valgo severo del retropié en el 43,5% de los casos evaluados por la medición del ángulo calcáneo-cambial, descenso anormal del hueso navicular en el 51,9% por la prueba de caída del navicular y una desviación importante de la normalidad en el 90,7% de los pacientes al realizar la prueba de división del tobillo. El examen de la huella podoscópica mostró pies planos en el 38,9%, pies intermedios en el 34,3% y pies fisiológicos en el 24,1%.

Se estudiaron las asociaciones entre las características de la gonartrosis y las diferentes anomalías encontradas en la exploración del pie.

Se encontró una asociación estadísticamente significativa entre la duración de la gonalgia y la aparición del dolor de pies (p=0,009), la presencia de callosidades (p=0,047), la disminución de la altura del hueso navicular (p=0,001), la deformidad en pronación de los pies por el FPI (p<0,0001) y el retropié por la medición del ángulo calcáneo-cambial (p=0.038), limitación de la flexión dorsal de la articulación talocrural en descarga (p=0,034) y en carga mediante la prueba de la ranura del tobillo (p<0,0001), limitación de la dorsiflexión de la articulación metatarsofalángica del dedo gordo en carga (p=0.015), la retracción del ST (p=0,03) y la tendencia al pie plano en la impresión podoscópica (p<0,0001).

La deformidad en varo de la rodilla se asoció a la presencia de dolor de pies (p<0,001), a las deformidades de los dedos de los pies (p<0,001), especialmente al Hallux valgus (p<0,001), a la deformidad plana del arco medial (p=0.007), deformación en pronación del pie (p=0,027) y del pie trasero (p=0,026), disminución de la altura del navicular (p<0,001) y prueba de caída del navicular (p=0,009)

La flacidez de la rodilla se asoció con el tiempo de dolor de los pies (p=0,008), la hiperqueratosis (p=0,004), especialmente las callosidades (p=0,003), la presencia de deformidad de los dedos (p=0,042), la disminución de la altura del hueso navicular (p<0,001) y la depresión anormal del hueso navicular evaluada por la prueba de caída del navicular (p<0,001).

Se encontró una asociación estadísticamente significativa entre el estadio radiográfico de la gonartrosis y la presencia de dolor en el pie (p<0.001), la presencia de callosidades (p=0,023), la deformidad del hallux valgus (p=0,024), la deformidad en pronación de los pies mediante la FPI (p<0,001) y del pie trasero mediante la medición del ángulo calcáneo-mariscal (p<0,001), la disminución de la altura del hueso navicular (p=0,007), la prueba de caída del navicular (p=0,049), la prueba de división del tobillo (p<0.001), la limitación de la dorsiflexión de la articulación metatarsofalángica del dedo gordo en condiciones de carga (p<0,001) y sin carga (p=0,01), y la tendencia a los pies planos en la impresión podoscópica (p<0,001).

Así, nuestro estudio demostró que los sujetos con gonartrosis presentaban con frecuencia un pie pronado con tendencia a ser plano y un genu varum. La deformidad del pie en pronación podría reducir las cargas en el compartimento medial de la articulación femorotibial y así equilibrar el grado de genu varum. Parece explicar la aparición secundaria de la talalgia medial. Los sujetos gonartrósicos presentaban metatarsalgias que serían debidas a desalineaciones varum y flexum de la rodilla, hiperqueratosis en las zonas de hiperpresión, así como deformidades de los dedos del pie, especialmente hallux valgus.

Sin embargo, la afirmación de que la postura del pie en pronación es un factor de riesgo o una consecuencia de la artrosis del compartimento medial de la rodilla no puede basarse en estudios transversales como el nuestro. Un estudio longitudinal puede enfrentarse a problemas éticos.

Es imperativo que el examen osteoarticular de los pacientes con gonartrosis incluya un examen podológico detallado y una evaluación de los trastornos morfostáticos de los pies para adaptar el manejo terapéutico y mejorar el pronóstico de la enfermedad.

Se requieren implicaciones terapéuticas en el tratamiento de la artrosis de rodilla del compartimento medial, en particular el uso de plantillas con una cuña pronadora que puede actuar sobre los síntomas reduciendo el momento de aducción de la rodilla. Sin embargo, estas plantillas podrían ser responsables de cambios adversos en la cinemática de los miembros inferiores al aumentar la pronación del retropié en pies ya pronados.

La adición de un soporte para el arco a las plantillas con cuña pronadora podría mantener el movimiento normal del retropié al tiempo que mejora la capacidad de la plantilla para reducir el momento de aducción de la rodilla. Se necesita una investigación longitudinal para comprender mejor la contribución del uso de ortesis y calzado en el tratamiento de la OA de rodilla del compartimento medial.

Recomendaciones:

Se puede proponer una estrategia de gestión especializada para los pacientes con gonartrosis, además de la prescripción de ortesis adecuadas, que incluya

- La lucha contra el exceso de peso, reduciendo así la tensión mecánica en las rodillas y los pies.

- Promover la actividad física regular y los paseos.

- Planificar un buen programa de rehabilitación por :

el uso de diferentes medios de rehabilitación para luchar contra el dolor (electroterapia, ultrasonidos e infrarrojos fuera de los brotes inflamatorios y crioterapia durante los brotes)

Relajación de los planos subpélvicos y mantenimiento de la troficidad y la fuerza muscular del par cuádriceps femoral / isquiotibiales mediante programas personalizados de rehabilitación funcional

Trabajo sobre el equilibrio en bipedestación y los patrones de marcha en sujetos de edad avanzada con mayor riesgo de caídas

Consejos para una vida sana y la gestión de las articulaciones

Motivar a las personas mayores para que se sumen al programa de autoformación.

REFERENCIAS

1. Ravaud P, Dougados M. Definición y epidemiología de la gonartrosis. Rev Rhum Ed Fr. 2000;3:130-7.

2. Leclerc L, Rossignol M. Retentissement fonctionnel de l'arthrose: résultats d'une enquête nationale effectuée auprès de 10000 patients consultant pour arthrose. Rev Rhum Ed Fr. 2005;5:404-10.

3. Roemhildt ML, Coughlin KM, Peura GD, Badger GJ, Churchill D, Fleming BC, et al. Efectos del aumento de la carga crónica en las propiedades del material del cartílago articular en la articulación tibiofemoral del conejo. J Biomech. 2010;43(12):2301-8.

4. Maquet PG. Biomecánica de la rodilla. Aplicación a la patología y al autotratamiento quirúrgico de la gonartrosis. Berlín: Springler-Verlag; 1977.

5. Levinger P, Menz HB, Fotoohabadi MR, Feller JA, Bartlett JR, Bergman NR. Postura del pie en personas con osteoartritis del compartimento medial de la rodilla. J Foot Ankle Res.2010;3:29.

6. Baker K, Goggins J, Xie H, Szumowski K, LaValley M, Hunter DJ, et al. A randomized crossover trial of a wedged insole for treatment of knee osteoarthritis. Arthritis Rheum. 2007;56(4):1198-203.

7. Kerrigan DC, Lelas JL, Goggins J, Merriman GJ, Kaplan RJ, Felson DT. Eficacia de una plantilla de cuña lateral sobre la torsión en varo de la rodilla en pacientes con artrosis de rodilla. Arch Phys Med Rehabil. 2002;83(7):889-93.

8. Duclos M, Duché P, Guezennec CY, Richard R, Rivière D, Vidalin H. Posición de consenso: actividad física y obesidad en niños y adultos. Sci Sports. 2010;25(4):207-25.

9. Guermazi M, Mezganni M, Yahia M, Poiraudeau S, Fermanian J, Elleuch MH, et al. Traducción al árabe y estudio de las cualidades metrológicas del índice de Lequesne en una población de gonartrosis norteafricana. Ann Readapt Med Phys. 2004;47(5):195-203.

10. Denormandie P, Lonjon G, Seringe R. Pruebas musculares del pie. En: Les grandes déformations du pied de l'enfant et de l'adult. París: Elsevier Masson;2010. p. 4145.

11. Ben Salem IK, Saoud Z, Maaoui R, Sbabti R, Metoui L, Rahali H. Perfil epidemioclínico de la gonartrosis en sujetos de edad avanzada. Tunis Med. 2014;92(5):335-40.

12. Parier J, Poux D, Demarais Y, Simonnet J, Lucas D. Evaluaciones articulares y clínicas de la rodilla. Encycl Med Chir. (Elsevier Masson, París), Kinésithérapie-Médecine physique-Réadaptation, 26-008-E-20, 2013, 9p.

13. Cadet C, Maheu E. Evaluación radiográfica de la artrosis: criterios e índices. Revue du Rhumatisme Monographies. 2010 ;77(2):135-43.

14. Cazeau C, Stiglitz Y, Piat C. Patología de los dedos pequeños del pie. Revue du rhumatisme monographies. 2014 ;81(2):101-8.

15. MainardD. Hallux valgus, hallux rigidus y patologías sesamoideas. Revue du rhumatisme monographies. 2014;81(2):93-9.

16. Lelièvre J. Patología del pie. En: Fisiología. Clinique. Tratamiento médico, ortopédico y quirúrgico. París: Elsevier Masson; 1981. p. 467-689.

17. Vinicombe A, Raspovic A, Menz HB. Fiabilidad de la medición del desplazamiento del navicular como indicador clínico de la postura del pie. J Am Podiatr Med Assoc. 2001;91(5):262-8.

18. Keenan AM, Redmond AC, Horton M, Conaghan PG, Tennant A. El índice de postura del pie: análisis de Rasch de una nueva medida de resultados específica para el pie. Arch Phys Med Rehabil. 2007;88(1):88-93.

19. Cote KP, Brunet ME, Gansneder BM, Shultz SJ. Efectos de las posturas de pie pronado y supinado en la estabilidad postural estática y dinámica. J Athl Train. 2005;40(1):41- 6.

20. Fourchet F, Kilgallon M, Loepelt H, Millet GP. Electroestimulación del músculo plantar y caída del hueso navicular. Sci Sports. 2009;24(5):262-4.

21. Delarque A, Bardot A, Mesure S, Rubino T, Curvale G. Evaluación de la articulación talocrural (tobillo) y del pie en adultos. Encycl Med Chir. (Elsevier Masson, París), Cinesiterapia-Medicina Física-Rehabilitación, 26-008-E-30, 2006, 13p.

22. Vicenzino B, Branjerdporn M, Teys P, Jordan K. Cambios iniciales en el deslizamiento posterior del astrágalo y la dorsiflexión del tobillo tras la movilización con movimiento en individuos con esguince de tobillo recurrente. J Orthop Sports Phys Ther. 2006;36(7):464-71.

23. Bennell KL, Talbot RC, Wajswelner H, Techovanich W, Kelly DH, Hall AJ. - Confiabilidad intra e inter-observador de una medida de la dorsiflexión del tobillo en una embestida con peso. Aust J Physiother. 1998;44(3):175-80.

24. Mansour E, Yaacoub JJ, Bakouny Z, Assi A, Ghanem I. Estudio podoscópico y descriptivo de las deformidades del pie en pacientes con síndrome de Down. Orthop Traumatol Surg Res. 2017;103(1):123-7

25. Goldcher A. Abrégés de Podologie.6ª edición. París: Elsevier Masson; 2012.

26. Paterson KL, Kasza J, Hunter DJ, Hinman RS, Menz HB, Peat G, et al. Asociación longitudinal entre los síntomas del pie y el tobillo y el empeoramiento de la osteoartritis radiográfica sintomática de la rodilla: datos de la iniciativa de osteoartritis. Cartílago de la osteoartritis. 2017;25(9):1407-13.

27. Spector TD, Cicuttini F, Baker J, Loughlin J, Hart D. Genetic influences on osteoarthritis in women: a twin study. BMJ. 1996;312(7036):940-3.

28. Dhahri R. The medical management of gonarthrosis: Apropos of 60 cases. [Medicina: Túnez; 2014. 108.

29. White DK, Tudor-Locke C, Zhang Y, Fielding R, LaValley M, Felson DT, et al. Caminar diariamente y el riesgo de limitación funcional incidente en la osteoartritis de rodilla: un estudio observacional. Arthritis Care Res (Hoboken). 2014;66(9):1328-36.

30. Chevalier X. Artrosis. Rev Prat. 2003;53:665-74.

31. Sowers MR, McConnell D, Jannausch M, Buyuktur AG, Hochberg M, Jamadar DA. El estradiol y sus metabolitos y su asociación con la artrosis de rodilla. Arthritis Rheum. 2006;54:2481-7.

32. Jamard B, Verrouil E, Mazières B. Formas clínicas de gonartrosis. Rev Rhum Ed Fr. 2000; 67 Supp3:149-53.

33. Lee S, Kim TN, Kim SH, Kim YG, Lee CK, Moon HB, et al. Obesidad, anomalía metabólica y osteoartritis de rodilla: un estudio transversal en mujeres coreanas. Mod Rheumatol. 2015;25(2):292-7

34. Zhuo Q , Yang W , Chen J , Wang Y. El síndrome metabólico se une a la artrosis. Nat Rev Rheumatol. 2012;8(12):729-37

35. Pham T. Criterios de diagnóstico y seguimiento de la artrosis. Revue du rhumatisme monographies. 2010;77:128-34

36. Yahia A, Guermazi M, Allouch H, Ghroubi S, Fki H, Elleuch M, et al. Análisis de los parámetros temporo-espaciales de la marcha en pacientes con gonartrosis. Journal de Réadaptation Médicale : Pratique et Formation en Médecine Physique et de Réadaptation. 2007;27(2):59-63.

37. Rolland Y. Les facteurs étiologiques de la gonarthrose: revue de la littératureet étude cas-témoins de 300 personnes [thèse]. Toulouse : Université Toulouse III ; 1998.

38. Stagni R, Leardini A, O'Connor JJ, Giannini S. Role of passive structures in the mobility and stability of the human subtalar joint: a literature review. Foot Ankle Int. 2003;24(5):402-9.

39. Anne Reilly K, Louise Barker K, Shamley D, Sandall S. Influencia de las características del pie en la localización de la artrosis de los miembros inferiores. Foot Ankle Int. 2006;27(3):206- 11.

40. Wise BL, Niu J, Zhang Y, Wang N, Jordan JM, Choy E, et al. Factores psicológicos y su relación con el dolor de la artrosis. Cartílago de la osteoartritis. 2010;18(7):883-7.

41. Norton AA, Callaghan JJ, Amendola A, Phisitkul P, Wongsak S, Liu SS, et al. Correlación de las deformidades de la rodilla y el retropié en la OA de rodilla avanzada: alineación compensatoria del retropié y dónde se produce. Clin Orthop Relat Res. 2015;473(1):166-74

42. Shakoor N1, Lidtke RH, Wimmer MA, Mikolaitis RA, Foucher KC, Thorp LE, et al. Mejora de la carga de la rodilla tras el uso de calzado especializado para la osteoartritis de rodilla: resultados de una investigación piloto de seis meses. Arthritis Rheum. 2013;65(5):1282-9.

43. Voronov ML, Pinzur MS, Havey RM, Carandang G, Gil JA, Hopkinson WJ. La relación entre la artroplastia de rodilla y la carga del pie. Foot Ankle Spec. 2012;5(1):17-22.

44. Saito I, Okada K, Wakasa M, Abe H, Saito A. Foot pressure pattern, hindfoot deformities, and their associations with foot pain in individuals with advanced medial knee osteoarthritis. Postura de la marcha. 2018;59:83-8.

45. Walters JL, Mendicino SS. Pie plano flexible del adulto: Procedimientos de tejidos blandos. Clinics in Podiatric Medicine and Surgery. 2014;31(3):349-55.

46. Ohi H, Iijima H, Aoyama T, Kaneda E, Ohi K, Abe K. Asociación de la alineación del plano frontal de la rodilla con la postura del pie en pacientes con osteoartritis medial de la rodilla. BMC Musculoskeletal Disord. 2017;18(1):246.

47. Schinca N, Lasalle A, Alvarez J. Procedimiento de Young para el tratamiento de la deformidad del pie plano en valgo causada por una disfunción del tendón tibial posterior, fase II. Clínicas del pie y del tobillo. 2012;17(2):227-45.

48. Hoch MC, McKeon PO. Rango normativo de la asimetría del rendimiento de la prueba de embestida con peso en adultos sanos. Hombre Ther. 2011;16(5):516-9.

49. Paterson KL, Kasza J, Hunter DJ, Hinman RS, Menz HB, Peat G,et al. La relación entre los síntomas del pie y el tobillo y el riesgo de desarrollar osteoartritis de rodilla: datos de la iniciativa de osteoartritis. Cartílago de la osteoartritis. 2017;25(5):639-46.

50. Lee JH, Jeong BO. Cambios radiológicos de la articulación del tobillo tras una artroplastia total de rodilla. Foot Ankle Int. 2012;33(12):1087-92.

51. Holzer N, Salvo D, Marijnissen AC, Vincken KL, Ahmad AC, Serra E, et al. Evaluación radiográfica de la osteoartritis postraumática del tobillo: la escala de Kellgren- Lawrence es fiable y se correlaciona con los síntomas clínicos. Cartílago de la osteoartritis. 2015;23(3):363-9.

52. Oiestad BE, Multi-modal realignment treatment decreases pain in people with medial tibiofemoral osteoarthritis. J Physiother. 2012;58(4):272.

53. Balci N, Cerrahoglu L. Evaluation of Foot Posture and Plantar Pressure Changes in

Knee Osteoarthritis: Preliminary Report. 2012 ACR/ARHP Annual Meeting; 2012 Nov 9-14; Washington, DC.1106.

54. Rodrigues PT, Ferreira AF, Pereira RM, Bonfá E, Borba EF, Fuller R. Effectiveness of medial-wedge insole treatment for valgus knee osteoarthritis. Arthritis Rheum. 2008;59(5):603-8

55. Abourazzak F.E, Kadi N, Azzouzi H, Lazrak F, Najdi A, Nejjari C, et al. A Positive Association Between Foot Posture Index and Medial Compartment Knee Osteoarthritis in Moroccan People. Open Rheumatol J. 2014;8:96-9

56. Resende RA, Kirkwood RN, Deluzio KJ, Hassan EA, Fonseca ST. La pronación ipsilateral y contralateral del pie afecta a la biomecánica de las extremidades inferiores y del tronco de los individuos con artrosis de rodilla durante la marcha. Biomecánica clínica. 2016;34:30-7.

ANEXOS

Anexo 1

Nº de expediente: Nº de expediente: Tel :
<u>Nombre completo :</u>

DATOS SOCIODEMOGRÁFICOS :

Edad: Sexo :

Si es mujer: menopausia: sí ( ) no ( ) edad menopausia:...

Nivel de educación : - analfabetos - primaria ■ secundaria ■ superior

Trabajo: desempleado ( ) oficinista ( ) jubilado ( ) FAF ( )

Estilo de vida: fumador ( ) deportista ( ) sedentario ( )

ANTECEDENTES PERSONALES :

Médico   □ Sí   □ No si   es que sí :

Quirúrgico □ Sí   □ No si   es que sí :

EVALUACIÓN CLÍNICA :
Las características de la gonalgia:
Antigüedad: ....
Topografía: Derecha ( ) Izquierda ( ) Unilateral ( ) Bilateral ( )
Irradiación: Sí ( ) No ( )
En caso afirmativo: ascendente ( ) descendente ( )
Intensidad: dolor VAS ...
El índice algo-funcional de Lequesne:...
Características del dolor de pies
Sí() no() si sí :
Antigüedad:..
Topografía: asiento : ....
Unilateral ( ) bilateral ( )
Intensidad: dolor VAS( )
Examen físico :
P=.. T=... IMC=..

EXAMEN OSTEOARTICULAR :

1- Examen de las rodillas:

a- Evaluación conjunta :
El alta:

Articulación femoro-tibial: flexión: derecha:. Izquierda:...
                    Extensión: derecha:... Izquierda:...

A cargo :

La medición de 62rícepsns axiales en los planos frontal y sagital :

	A la derecha	A la izquierda
Genu Varum		
Genu Valgum		
Flessum		
Recurvatum		

b- Evaluación muscular :

	Cuadriceps	Los isquiotibiales
A la derecha		
A la izquierda		

Amiotrofia: sí ☐ no ☐

Extensibilidad de los músculos cuádriceps, isquiotibiales y 63ríceps sural:

	Distancia del talón a	Ángulo	Flexión dorsal del pie GT
A la derecha			
A la izquierda			

2- Examen de los pies:
b- Evaluación de la parte integrante:
Pie derecho: callos ( )   callosidades ( )   callos ( )
Pie izquierdo: callos ( )   callosidades ( )   callos ( )

b- Balance de deformación :

Deformación de los dedos del pie y del arco medial :

	Pie derecho	Pie izquierdo
Arco interno	Fisiológico ( ) Hueco ( ) Plano ( )	Fisiológico ( ) Hueco ( ) Plano ( )
Dedos de los pies	Hallux valgus ( ) Quintus varus ( ) Garra ( )	Hallux valgus ( ) Quintus varus ( ) Garra ( )

- Índice de postura del pie (FPI):

	Plan	Pie derecho					Pie izquierdo				
		-2	-1	0	+1	+2	-2	-1	0	+1	+2
Posición de la cabeza del astrágalo	Transversal										
Curvaturas supra e infra maleolares	Transversal/frontal										
Posición del calcáneo	Frontal										
Protrusión interna del pie en la articulación talonavicular	Transversal										
Altura del hueso navicular	Sagital										

Aducción/Abducción del antepié hacia el retropié	Transversal										
total											

- Medición del ángulo calcaneo-hamstring :

de derecha a izquierda : ......

- Prueba de altura y caída del ombligo :

	A la derecha	A la izquierda
Posición neutra del navicular		
Posición estática del navicular		
Descenso del navicular		

c- Evaluación conjunta :

- Tibio-tarsiana :

Alta: flexión de   la rodilla dorsal: à derecha   : ....

A la izquierda   :

Flexióndorsal de   la rodilla estirada   : à

derecha   : .... El lado izquierdo :

Flexión plantar   :   à Derecho :...

Izquierda   :...

A cargo :

Prueba de embestida con peso:

	A la derecha	A la izquierda
Distancia entre el dedo gordo del pie y la pared en cm		

- Hallux metatarsofalángico :

En descarga Flexión dorsal: derecha:. Izquierda:...

Flexión plantar: derecha:. Izquierda:...

En carga: Medición de la dorsiflexión de la articulación metatarsofalángica del dedo gordo: derecha... izquierda : ....

d- Evaluación muscular :

	Patas delanteras	Tríceps sural	Poste tibial	Fibular largo	Fibular corto	Flexores de los dedos del	Extensores de los dedos
A la							
A la izquierda							

3-Evaluación del estadio radiográfico de la gonartrosis (según Kellgren y Lawrence):

Etapa 1: ( ) Etapa 2: ( ) Etapa 3: ( ) Etapa 4( )

Anexo 2

Criterios de clasificación de la gonartrosis según el American College of Rheumatology

	Criterios clínicos	Criterios clínicos y biológicos	Criterios clínicos y radiológicos
Dolor de rodilla y al menos	3 de los siguientes 6 criterios Edad > 50 años Rigidez matinal<30min -Dolor articular Dolor óseo periarticular en la exploración Hipertrofia ósea periarticular No hay calor local a la palpación	5 de los 9 criterios siguientes Edad > 50 años Rigidez matutina < 30 minutos Crepitaciones en las articulaciones Dolor óseo periarticular en la exploración Hipertrofia ósea periarticular No hay calor local a la palpación SV < 40mm Factor reumatoide < 1/40 Líquido sinovial mecánico	1 de los 3 criterios siguientes Edad > 50 años Rigidez matinal<30min - Dolor articular Y presencia de osteofitos en la radiografía

Anexo 3

Escala de calificación de las pruebas musculares: la calificación del Consejo de Investigación Médica

0	No hay contracción
1	Contracción visible sin movimiento
2	Contracción que permite el movimiento en ausencia de gravedad
3	Contracción que permite el movimiento contra la gravedad
4	Contracción que permite el movimiento contra la resistencia
5	Fuerza muscular normal

Anexo 4

La clasificación radiográfica de Kellgren y Lawrence

Etapa 0	radiografía normal
Etapa 1	pellizco articular con o sin osteofitos
Etapa 2	osteofitos, pinzamiento articular
Etapa 3	osteofitos de tamaño medio, pinzamiento articular medio, geodas o condensaciones subcondrales, posible deformidad
Etapa 4	grandes osteofitos, marcado pinzamiento del espacio articular, esclerosis severa, ausencia o ligera deformidad.

Anexo 5

Evaluación del cordón calcáneo

Anexo 6

El Índice de Postura del Pie

	Plan	-2	-1	0	+1	+2
Posición de la cabeza del astrágalo	Transversal	Palpación de la cabeza del astrágalo en el lado lateral	La cabeza del astrágalo se palpa más en el lado lateral que en el medial	Palpación de la cabeza del astrágalo en la cara medial y lateral	La cabeza del astrágalo se palpa más en el lado medial que en el lateral	Palpación de la cabeza del astrágalo en el lado medial
Curvaturas supra e infra maleolares	Transversal/ frontal	La curvatura por debajo del maléolo lateral es convexa o recta	La curvatura por debajo del maléolo lateral es plana pero menos profunda que la que se encuentra por encima del maléolo	Las curvaturas infra y supramaleolar son aproximadamente iguales	La curvatura por debajo del maléolo lateral es más o menos cóncava que por encima	La curvatura por debajo del maléolo lateral es más cóncava que por encima
Posición del calcáneo	Frontal	Más de 5° de inversión (varo)	Entre la vertical y la inversión de 5° (varo leve)	Vertical	Entre la vertical y la 5° de desviación (ligero valgo)	Más de 5° de desviación (valgo)
Protrusión interna del pie en la articulación talón-navicular	Transversal	Concavidad claramente marcada a nivel de la articulación talón-navicular	Concavidad más o menos marcada a nivel de la articulación talón-navicular	La región talo-navicular es plana	Inflamación de la articulación talón-navicular en mayor o menor medida	Inflamación marcada de la articulación talón-navicular
Altura del hueso navicular	Sagital	Gran altura con un ángulo de arco agudo	Una altura variable con un ángulo de arco ligeramente agudo	La altura del arco del pie es normal	Una marcada disminución de la altura del arco del pie	Ausencia del arco del pie
Aducción/Abducción del antepié en relación con el retropié	Transversal	los dedos medianos de los pies son visibles	Los dedos mediales son más visibles que los laterales	Clara visibilidad de los dedos de los pies laterales y mediales	Los dedos laterales son más visibles que los mediales	Sólo los dedos de los pies laterales

ANEXO 7
Adquisición de la prueba de altura y caída navicular

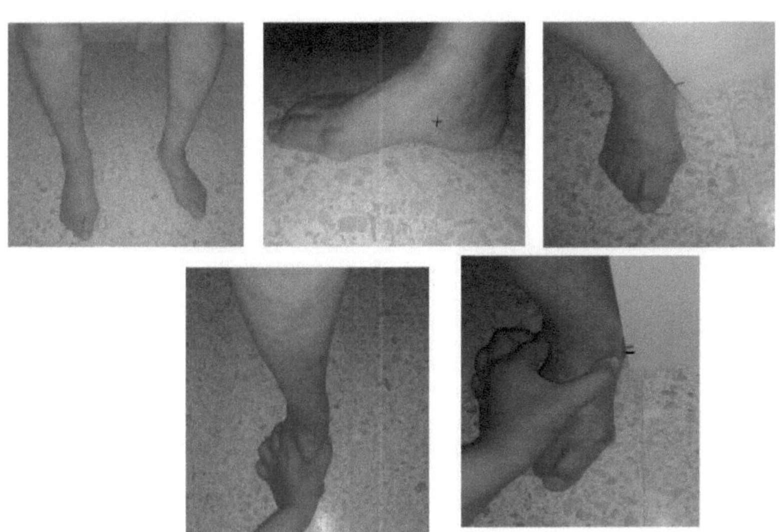

Anexo 8
Realización de la prueba de embestida con peso

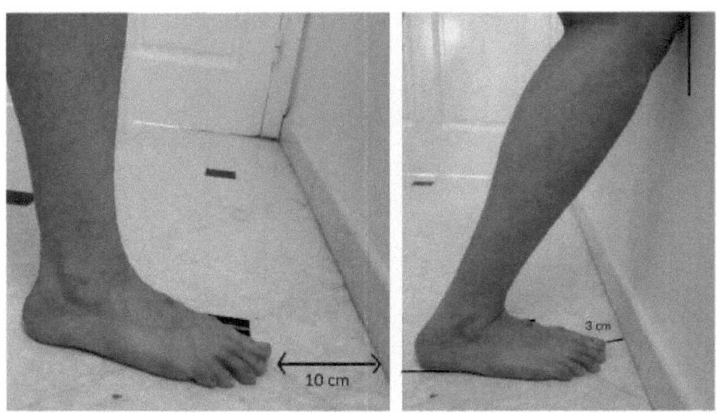

Anexo 9

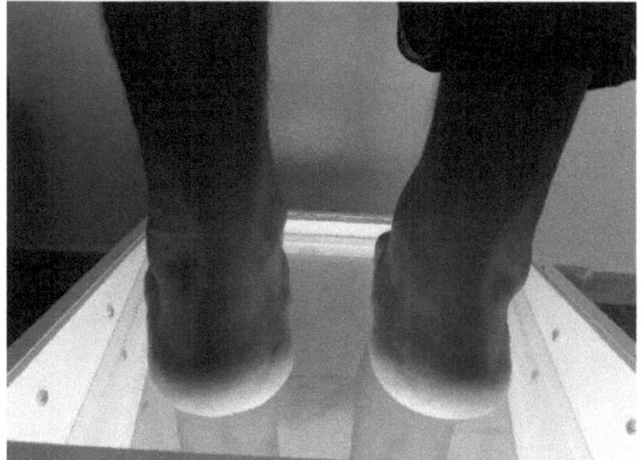

Examen de la huella del pie en el podoscopio

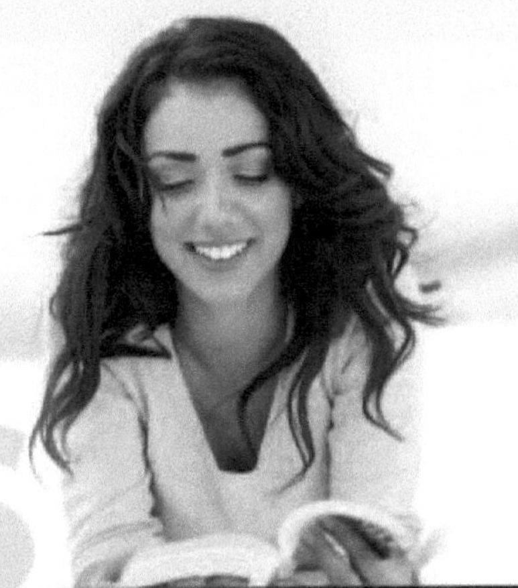

I want morebooks!

Buy your books fast and straightforward online - at one of world's fastest growing online book stores! Environmentally sound due to Print-on-Demand technologies.

Buy your books online at
www.morebooks.shop

¡Compre sus libros rápido y directo en internet, en una de las librerías en línea con mayor crecimiento en el mundo! Producción que protege el medio ambiente a través de las tecnologías de impresión bajo demanda.

Compre sus libros online en
www.morebooks.shop

KS OmniScriptum Publishing
Brivibas gatve 197
LV-1039 Riga, Latvia
Telefax: +371 686 204 55

info@omniscriptum.com
www.omniscriptum.com

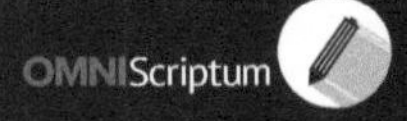